Iqra Fathima
Roshan S.

FARMACOGENÓMICA - Tendência emergente nas ciências médicas

Iqra Fathima
Roshan S.

FARMACOGENÓMICA - Tendência emergente nas ciências médicas

ScienciaScripts

Imprint
Any brand names and product names mentioned in this book are subject to trademark, brand or patent protection and are trademarks or registered trademarks of their respective holders. The use of brand names, product names, common names, trade names, product descriptions etc. even without a particular marking in this work is in no way to be construed to mean that such names may be regarded as unrestricted in respect of trademark and brand protection legislation and could thus be used by anyone.

Cover image: www.ingimage.com

This book is a translation from the original published under ISBN 978-613-3-99301-3.

Publisher:
Sciencia Scripts
is a trademark of
Dodo Books Indian Ocean Ltd. and OmniScriptum S.R.L publishing group

120 High Road, East Finchley, London, N2 9ED, United Kingdom
Str. Armeneasca 28/1, office 1, Chisinau MD-2012, Republic of Moldova, Europe
Printed at: see last page
ISBN: 978-620-8-07770-9

Conteúdo

FARMACOGENÓMICA

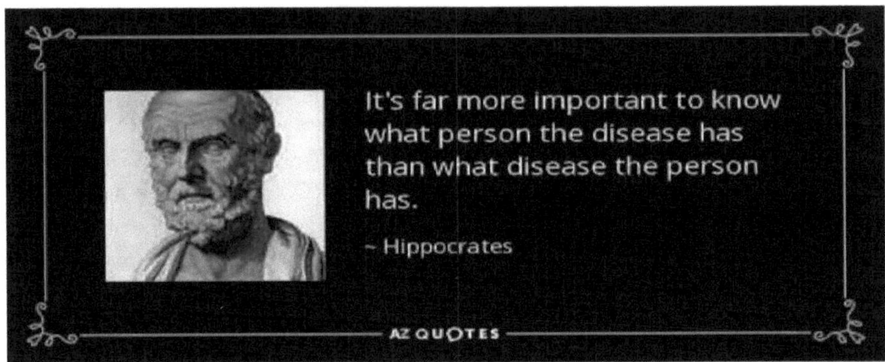

A farmacogenómica é o estudo da forma como os genes afectam a resposta de uma pessoa aos medicamentos. Este campo relativamente novo combina a farmacologia (a ciência dos medicamentos) e a genómica (o estudo dos genes e das suas funções) para desenvolver medicamentos e doses eficazes e seguros que serão adaptados à constituição genética de cada pessoa. Pode ser difícil prever quem irá beneficiar de um medicamento, quem não irá responder e quem irá sofrer efeitos secundários negativos (denominados reacções adversas a medicamentos). As reacções adversas a medicamentos são uma causa significativa de hospitalizações e mortes nos Estados Unidos. Com os conhecimentos adquiridos com o Projeto Genoma Humano, os investigadores estão a aprender como as diferenças hereditárias nos genes afectam a resposta do organismo aos medicamentos. Estas diferenças genéticas serão utilizadas para prever se um medicamento será eficaz para uma determinada pessoa e para ajudar a prevenir reacções adversas aos medicamentos. O campo da farmacogenómica ainda está a dar os primeiros passos. A sua utilização é atualmente bastante limitada, mas estão a ser estudadas novas abordagens em ensaios clínicos. No futuro, a farmacogenómica permitirá o desenvolvimento de medicamentos adaptados para tratar uma vasta gama de problemas de saúde, incluindo doenças cardiovasculares, doença de Alzheimer, cancro e VIH/SIDA.

HISTÓRIA

A farmacogenómica foi reconhecida pela primeira vez por Pitágoras, por volta de 510 a.C., quando estabeleceu uma ligação entre os perigos da ingestão de favas e a anemia hemolítica e o stress oxidativo. Curiosamente, esta identificação foi mais tarde validada e atribuída à deficiência de G6PD na década de 950 e denominada favismo. Embora a primeira publicação oficial date de 1961, cerca de 1950 marcou o início não oficial desta ciência. Os relatos de paralisia prolongada e de reacções fatais associadas a variantes genéticas em doentes que não possuíam butirilcolinesterase ("pseudocolinesterase") após a administração de uma injeção de succinilcolina durante a anestesia foram comunicados pela primeira vez em 1956. O termo farmacogenética foi cunhado pela primeira vez em 1959 por Friedrich Vogel de Heidelberg, Alemanha (embora alguns artigos sugiram que foi em 1957). No final da década de 1960, estudos com gémeos

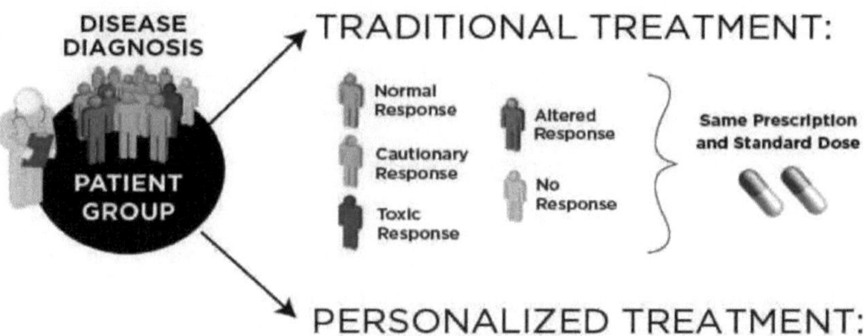

apoiaram a inferência do envolvimento genético no metabolismo dos medicamentos, com gémeos idênticos a partilharem semelhanças notáveis na resposta aos medicamentos, em comparação com gémeos fraternos.

A primeira aprovação de um teste farmacogenético pela FDA foi em 2005 (para alelos do CYP2D6 e CYP2C19)

Enzimas metabolizadoras de medicamentos

Um conjunto considerável de provas sugere que o polimorfismo de nucleótido único (SNP) nos genes que codificam os transportadores de fármacos, as enzimas metabolizadoras de fármacos e as enzimas envolvidas na biossíntese e reparação do ADN podem determinar a eficácia e a toxicidade dos fármacos. Entre as enzimas metabolizadoras de medicamentos, as proteínas do citocromo P450 (CYP) são enzimas que contêm heme. São bem conhecidas pela sua degradação oxidativa de substâncias químicas endógenas presentes na dieta, no ambiente e nos medicamentos, incluindo fármacos imunossupressores como a ciclosporina e o tacrolimus , que têm sido amplamente utilizados para prevenir a rejeição aguda após o transplante de órgãos sólidos. Existem 57 genes CYP e, entre eles, três famílias de genes - CYPI, CYP2 e CYP3 - são os principais genes7 que contribuem para o metabolismo oxidativo de vários compostos. A frequência dos alelos variantes das famílias CYP varia entre as populações, de acordo com a raça e a origem étnica. Por exemplo, há 78 variantes do CYP 2D6 que estão associadas a reacções adversas a medicamentos. Muitos destes genes polimórficos codificam enzimas inactivas. Estas enzimas inactivas podem produzir reacções adversas a medicamentos nos doentes devido à sua fraca atividade metabólica (por exemplo, efeito adverso da risperidona). Do mesmo modo, foram comunicados vários polimorfismos genéticos de inativação noutro membro da família CYP, nomeadamente o CYP2C19 (CYP2C19*2 e CYP2C19*3), que também estão associados a reacções adversas a medicamentos. Esta enzima é responsável pelo metabolismo dos inibidores da bomba de protões (por exemplo, omeprazol e lansoprazol). Cerca de 2-4% dos brancos e 4% dos afro-americanos têm um metabolismo deficiente. Além disso, os alelos CYP2C9*2 e CYP2C9*3 reduzem a depuração da varfarina e aumentam o risco de hemorragia e o alelo CYP2C9*13 está associado a um metabolismo reduzido do lornoxicam. O epitélio intestinal e o fígado contêm o membro mais abundante da família CYP, nomeadamente o CYP3A, e estas enzimas são responsáveis pelo metabolismo de mais de metade dos fármacos terapêuticos. A sua atividade também varia entre os membros de uma determinada população. Além disso, esta enzima pode sofrer indução (rifamicinas) e inibição (bloqueadores dos canais de cálcio) em função da administração do fármaco, o que pode explicar a sua fraca ou maior atividade metabólica. A variação inter-individual dos fármacos imunossupressores ciclosporina e tacrolimus pode dever-se a diferenças inter-individuais na expressão das CYP 3A4 e 3A5 e do transportador de fármacos P-glicoproteína. No entanto, as variantes genéticas identificadas nos genes CYP3A4 e CYP3A5 têm apenas um impacto limitado no metabolismo dos fármacos mediado pelo CYP3A, pelo que a identificação do genótipo do gene ABCB1 pode fornecer mais pistas para a individualização da terapêutica com fármacos imunossupressores.

Transportadores de drogas

A variabilidade genética dos transportadores de fármacos desempenha um papel importante na resistência das células malignas aos agentes anticancerígenos. Por exemplo, o polimorfismo no gene da cassete de ligação ABC (ABC) pode afetar a função e a expressão das proteínas. Este facto pode causar certos efeitos secundários induzidos pelos medicamentos e incertezas quanto à eficácia do tratamento. Um exemplo notável é o facto de, em certos doentes, a taxa reduzida de metabolismo do metotrexato ter produzido uma sobredosagem grave de metotrexato e nefrotoxicidade. Este defeito é atribuído à mutação heterozigótica (R412G) no aminoácido arginina altamente conservado do gene ABCC2, que codifica a proteína humana multirresistente-2 (MRP2). Curiosamente, esta região mutada está associada à afinidade do substrato e, por conseguinte, a proteína mutante tem uma taxa reduzida de eliminação do metotrexato. Noutros casos, a utilização prolongada de metotrexato induz pancitopenia (que é determinada pela contagem de glóbulos brancos e plaquetas). No entanto, também se sabe que os polimorfismos não têm sempre de produzir proteínas funcionalmente defeituosas. Por exemplo, no gene de resistência a múltiplos fármacos (MDR1), alguns polimorfismos podem não ter qualquer efeito na resposta ao fármaco, o que pode dever-se a um poder estatístico não significativo. Assim, os estudos farmacológicos sobre os transportadores de fármacos (outro alvo) são benéficos para prever os doentes em risco, pelo menos em alguns casos.

Medicamentos contra o cancro

Medicamentos como as azatioprinas, as mercaptopurinas e a tioguanina têm sido amplamente utilizados no tratamento da leucemia linfoblástica aguda infantil e da doença inflamatória intestinal.

A tiopurina S-metiltransferase (TPMT) é uma enzima citosólica que está envolvida no metabolismo das tiopurinas. Foi registado um polimorfismo genético nesta enzima, tendo sido demonstrado que a enzima variante se dobra de forma incorrecta e, subsequentemente, forma um agresoma. Foi referido que o genótipo da TPMT tem um impacto substancial na resposta ao tratamento com mercaptopurina. Estudos anteriores também demonstraram que os doentes com alelos TPMT mutantes homozigóticos apresentam uma atividade enzimática muito baixa e desenvolvem uma toxicidade hematopoiética grave após o tratamento com doses padrão de tiopurinas. Do mesmo modo, a taxa de resposta do tratamento do cancro colorrectal avançado com 5-fluorouracil (5-FU) está significativamente ligada ao polimorfismo 677 C-T no gene da metilenotetrahidrofolato redutase.

Medicamentos anti-hipertensores e receptores

As reacções de hipersensibilidade a fármacos podem ser potencialmente fatais e representam um encargo socioeconómico. Embora existam vários factores de risco, a sua importância clínica ainda não foi compreendida. A maioria dos estudos realizados até à data não demonstrou qualquer relação entre o polimorfismo do fator de necrose tumoral alfa e a cardiomiopatia e a doença arterial coronária. No entanto, as variações em dois genes que codificam a enzima de conversão da angiotensina e a óxido nítrico sintase endotelial influenciam os efeitos das terapias padrão. Além disso, o polimorfismo na região promotora da subunidade gama do canal de sódio está significativamente associado à resposta da pressão arterial à hidroclorotiazida. Da mesma forma, os SNPs no angiotensinogénio (T1198C), na apolipoproteína B (GI0I08A) e no adrenoreceptor alfa 2A (A1817G) predizem significativamente a alteração da massa ventricular esquerda durante o tratamento anti-hipertensivo. Embora as variantes comuns possam influenciar a resposta da pressão arterial a uma determinada classe de medicação anti-hipertensiva, os estudos de polimorfismos têm geralmente fornecido resultados contraditórios. Por exemplo, o polimorfismo no gene do recetor alfa 2B adrenérgico não mostra qualquer associação com a resposta ao azepexol, mas os doentes com a variante Gly 389 e Ser 49 homozigótica do recetor beta-adrenérgico necessitam de aumentar a medicação para a insuficiência cardíaca. Do mesmo modo, no caso da asma, que causa uma carga económica, morbilidade e mortalidade substanciais, os doentes apresentam uma grande variação inter-individual na resposta aos agonistas beta que actuam nos receptores beta 2 adrenérgicos. Isto pode dever-se a um polimorfismo não sinónimo (I772M) do gene da adenilil ciclase tipo 9 (AC 9). Esta variação resulta numa diminuição da atividade catalítica (M772) e, por conseguinte, altera a capacidade de resposta ao albuterol na presença de um corticosteroide.

Além disso, numa população indiana, a resposta ao tratamento com salbutamol de doentes asmáticos depende de polimorfismos do recetor beta 2 adrenérgico.

Medicamentos antipsicóticos e seus receptores e transportadores

Existe também uma variabilidade considerável na eficácia e na toxicidade dos medicamentos antipsicóticos. Por exemplo, no caso das perturbações do humor, cerca de 30-40% dos doentes não respondem completamente ao tratamento farmacológico.40,41

No entanto, o polimorfismo do comprimento do promotor do transportador de serotonina tem sido implicado (Tabela 2) na patogénese das perturbações do humor, bem como na resposta terapêutica aos fármacos seretoninérgicos.42 Em doentes com esquizofrenia, o polimorfismo Taq I no recetor D2 da dopamina está associado a uma maior melhoria dos sintomas após o tratamento.

Do mesmo modo, o alelo Gly 9 (Ser 9 Gly) do recetor da dopamina D3 e o polimorfismo His 452 Tyr no recetor da 5-hidroxitriptamina 2A (5-HT2A) estão associados à resposta à clozapina. O efeito secundário (aumento de peso) induzido pelos antipsicóticos parece estar associado ao alelo -759C do recetor 5-HT2C. Além disso, a variante Gly 9 da dopamina D3, a variante 102C do recetor 5-HT2A e a variante Ser 23 dos receptores 5-HT2C (no sexo feminino) parecem aumentar a suscetibilidade à discinesia tardia.

A epilepsia é uma doença difícil de tratar porque diferentes doentes necessitam de doses diferentes e alguns doentes podem mesmo sofrer efeitos secundários como o aumento das convulsões, depressão e visão dupla. Para controlar a epilepsia, medicamentos como a fenitoína e a carbamazepina têm sido amplamente prescritos em todo o mundo. Atualmente, a avaliação da variação alélica entre indivíduos depende da identificação prévia de genes candidatos e dos respectivos efeitos terapêuticos dos fármacos antiepilépticos. Recentemente, as variantes nos genes CYP2C9 e SCN1A (que codifica uma proteína cerebral) foram encontradas com uma frequência significativamente maior em doentes tratados com as doses mais elevadas de fenitoína e carbamazepina.46 Além disso, a epilepsia farmacorresistente é um problema clínico importante na epilepsia. Esta situação pode dever-se a vários factores, mas os transportadores de múltiplos fármacos podem desempenhar um papel fundamental nos fenótipos de resistência. No entanto, os estudos sobre uma variante do gene ABCB1 forneceram até à data provas inconclusivas.47 Do mesmo modo, um tratamento a longo prazo de doentes com doença de Parkinson com L-Dopa apresenta discinesia induzida por L-Dopa em alguns doentes, o que pode dever-se a polimorfismos genéticos entre os doentes.

Além disso, as toxicodependências são problemas sociais e médicos graves, pelo que representam um encargo significativo para a sociedade. Os estudos epidemiológicos, de ligação e de associação demonstraram uma contribuição significativa dos factores genéticos para as doenças que causam dependência. Os estudos de polimorfismos nos receptores mu opiáceos e nos genes transportadores contribuíram significativamente para o conhecimento da influência genética na dependência de opiáceos e de cocaína e da eficácia da terapêutica opiácea no tratamento da dor49-52.

Factores ambientais

As interações ambiente-genótipo desempenham um papel importante na terapia medicamentosa. Por exemplo, foi observada uma variabilidade inter-individual na atividade da enzima UDP-glucuronosiltransferase 1A6 (UGT1A6) do fígado humano, que glucuronidata vários fármacos e toxinas (Quadro 1). A sua expressão está associada a polimorfismos nas regiões 50 -reguladora e exão 1.

Os três polimorfismos não sinónimos mais comuns são S7A, T181A e R184S. No entanto, não explicaram a variabilidade inter-individual na glucuronidação e no consumo de álcool, o que sugere que os factores ambientais podem ter um papel significativo no consumo de álcool.53,54

Do mesmo modo, a dependência do álcool não está associada a polimorfismos de nucleótido único no gene do recetor 1 da hormona libertadora de corticotropina (CRHR 1).55

Etnia

Para utilizar o conhecimento genómico no desenvolvimento de medicamentos e na melhoria da saúde, é necessário ter em conta as diferenças étnicas nas diferentes populações.56,57 Existem diferenças inter-étnicas nos polimorfismos dos genes que codificam enzimas metabolizadoras de fármacos, transportadores e proteínas associadas a doenças.58,59 Foi recentemente desenvolvido um método baseado na genética populacional para calcular o valor da probabilidade de uma variação no gene.60 As diferenças genéticas são maiores dentro de grupos raciais socialmente definidos do que entre grupos.6 Além disso, verificou-se que a diversidade genética diminui em regiões não codificantes, enquanto a diversidade de SNPs não sinónimos codificantes é menor em regiões que contêm um motivo de sequência de proteínas conhecido em indivíduos de origem europeia.62 O tratamento medicamentoso pode ser adaptado para obter um maior efeito se existir uma variação genética importante entre grupos raciais e étnicos. Ao conhecer estas variantes, os doentes podem ser classificados em grupos de dose baixa, intermédia e alta.63,64 Por exemplo, a terapêutica com varfarina apresenta uma grande variação entre doentes de diferentes origens. Esta variação pode ser devida a polimorfismos no gene que codifica o complexo da vitamina K epóxido redutase 1. Por conseguinte, os doentes chineses necessitam de doses mais baixas de heparina e varfarina do que as habitualmente recomendadas para os doentes brancos.65,66 Além disso, o tratamento da insuficiência cardíaca com BiDil (combinação de dois medicamentos genéricos, dinitrato de isossorbida e hidralazina) em doentes cardíacos afro-americanos reduziu a mortalidade em 43%, alegando que os afro-americanos e os brancos respondem de forma diferente ao tratamento. Este facto deve-se, alegadamente, a diferenças genéticas na fisiopatologia da insuficiência cardíaca entre os dois grupos.67 Por outras palavras, existem diferenças biológicas entre os dois grupos raciais. No entanto, neste estudo, não há população de comparação e, portanto, os resultados devem ser interpretados com cautela. No entanto, estes resultados abriram o debate sobre a base biológica da raça e da etnia e a farmacogenética pode fornecer uma compreensão útil das diferenças étnicas e raciais. No entanto, mesmo neste caso, continuamos a ignorar vários parâmetros importantes, como a dieta, os factores económicos, ambientais e psicossociais. O estudo farmacogenético sobre a raça e a etnia é útil porque se trata de indicadores úteis da variação genética. No entanto, este tipo de classificação da raça e da etnia para efeitos de tratamento médico conduz à discriminação.

Papel da farmacogenómica no medicamento descoberta e desenvolvimento

No processo de descoberta de medicamentos, a maioria dos compostos medicamentosos que actuam no alvo durante as fases iniciais não conseguem emergir como agentes terapêuticos. Tal pode dever-se a uma falha inesperada da eficácia ou à ocorrência de acontecimentos adversos. A farmacogenética envolve o estudo de mutações de um único gene e o seu efeito na resposta aos medicamentos. O termo farmacogenómica é muito mais amplo e envolve o estudo de todo o genoma para avaliar vários factores determinantes da resposta aos medicamentos. A situação atual da farmacogenómica restringe-se às áreas da investigação médica e dos estudos epidemiológicos.

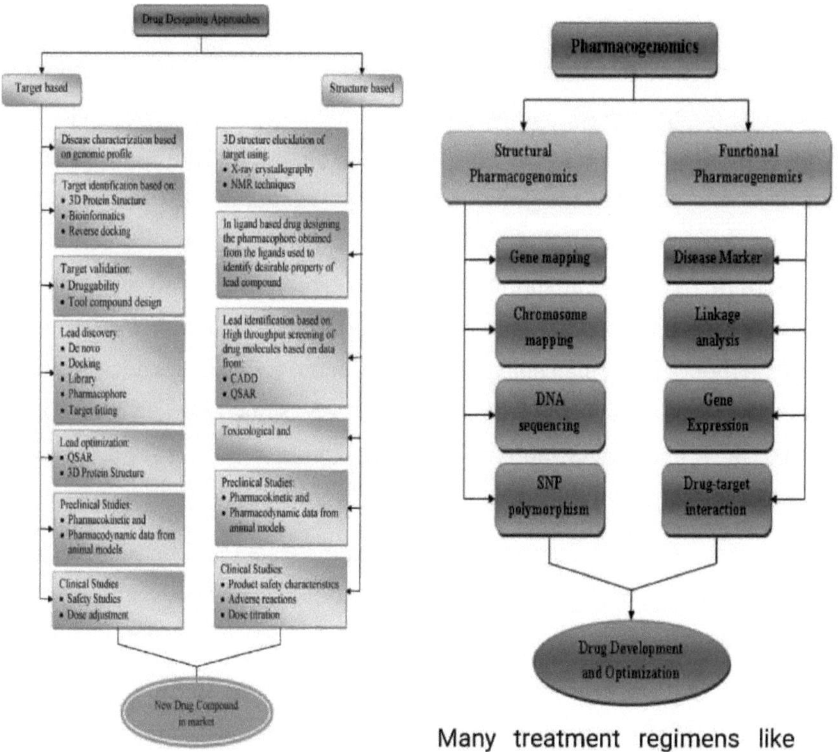

Many treatment regimens like

Muitos regimes de tratamento, como o dos anticoagulantes orais e da quimioterapia para o cancro, são agora orientados pelo estado farmacogenético do doente, a fim de evitar a toxicidade e os insucessos do tratamento. O método tradicional de tentativa e erro na seleção de uma dose de medicamento está a ser gradualmente substituído por métodos farmacogenéticos. A farmacogenética, que está a ser utilizada atualmente na terapêutica, pode também ser utilizada na descoberta e desenvolvimento de medicamentos.

Factores genéticos nos efeitos dos medicamentos

Os factores genéticos que podem afetar a resposta aos medicamentos incluem variações nos genes que codificam as enzimas metabolizadoras de medicamentos, os receptores e os transportadores. Um exemplo clássico de polimorfismo genético que afecta o metabolismo dos medicamentos é o da enzima CYP2C9, que é codificada pelo gene polimórfico CYP2C9. Os seus alelos variantes, nomeadamente *2 e*3, são metabolizadores pobres, com apenas 12% e 5%, respetivamente, de atividade enzimática, em comparação com o alelo normal As variações na resposta aos fármacos devido ao polimorfismo dos receptores podem ser ilustradas com os polimorfismos dos receptores β2 adrenérgicos, em que os mutantes homozigóticos com expressão diminuída dos receptores β2 adrenérgicos não têm uma resposta previsível à utilização de fármacos como o salbutamol na asma. Do mesmo modo, os polimorfismos dos transportadores afectam os efeitos dos medicamentos. A região promotora do gene do transportador de serotonina existe em duas formas: a forma curta (sl e ss) e a forma longa (ll). A forma curta deste polimorfismo (ss) está associada a uma menor resposta clínica ao citalopram em crianças ou adolescentes com depressão ou ansiedade. O alelo variante 5HTTLPR-S que coexiste com o alelo variante CYP2C9*3 está associado a um risco ainda maior de perturbação depressiva major.

Dependendo da natureza do medicamento que está a ser testado, estas variações genéticas podem causar toxicidade ou insucesso do tratamento num ensaio clínico. Os métodos farmacogenéticos podem ser utilizados para identificar estes factores genéticos. Quando é necessário fazer a genotipagem de um grande número de doentes, como num ensaio clínico, podem ser utilizados métodos de genotipagem de elevado rendimento, como o Amplifluor® e o TaqMan ®, a um custo razoável.

Métodos como o mapeamento de haplótipos, em que mais do que uma variação genética num único cromossoma é estudada em conjunto, podem identificar a base genética das doenças, bem como novos alvos para o desenvolvimento de medicamentos.

Cenário atual da descoberta e desenvolvimento de medicamentos

Fator tempo no desenvolvimento de medicamentos

A descoberta e o desenvolvimento de medicamentos é um processo elaborado e moroso. O tempo médio que decorre entre a síntese de uma nova entidade química (NCE) e a sua comercialização aumentou de uma média de 7,9 anos em 1960 para uma média de cerca de 9 a 12 anos em 1990. Inclui duas fases principais, sendo a fase I a descoberta do composto medicamentoso, que é a fase mais crucial do desenvolvimento de medicamentos, e a fase II os estudos clínicos e em animais, seguidos da comercialização. O aumento do tempo de duração pode ser atribuído à complexidade dos ensaios clínicos e à rigidez da regulamentação. Dos cinco mil compostos avaliados inicialmente durante o processo de seleção de medicamentos, apenas cinco entram nos ensaios clínicos. Destes cinco medicamentos, apenas um é aprovado para comercialização.

O processo de desenvolvimento de medicamentos inclui a identificação de vias e a seleção de alvos, o rastreio de compostos químicos, o desenvolvimento de medicamentos, estudos pré-clínicos e clínicos e, finalmente, a comercialização de medicamentos.

Fator de custo no desenvolvimento de medicamentos

A despesa total envolvida no desenvolvimento de um medicamento e no seu lançamento é muito elevada. Um estudo sobre o custo do desenvolvimento de medicamentos efectuado por DiMasi et al., em 2003, apresentou uma estimativa de 802 milhões de dólares americanos no ano 2000, para o desenvolvimento de uma NCE, até à sua comercialização. Isto indica o custo dos recursos para uma empresa, e não o custo efetivo. O investimento de capital também foi abordado por DiMasi et al. no presente estudo. O custo estimado da fase capitalizada de uma NCE foi de 1,6 milhões de dólares americanos para os ensaios em modelos animais, 15,2 milhões de dólares americanos para a fase I do ensaio, 16,7 milhões de dólares americanos para a fase II e 27,1 milhões de dólares americanos para a fase III do ensaio. Na maioria dos casos, a conclusão de um ensaio clínico ocorre durante a fase II e a fase III e a perda de recursos financeiros é elevada, uma vez que já foram utilizados milhões de dólares. DiMasi demonstrou que, ao reduzir a duração da fase clínica e ao aumentar as taxas de sucesso, as despesas de desenvolvimento por NCE também são reduzidas.

Implicações da conclusão de um ensaio clínico

A razão mais comum para a conclusão de um ensaio clínico ou para o fracasso de um composto é a falta de eficácia, seguida de preocupações com a segurança. Esta situação ocorre sobretudo na fase II e na fase III dos ensaios clínicos. O estudo de fase III, sendo efectuado em maior escala e numa população de estudo maior, utiliza uma grande parte dos recursos. Quando um ensaio é assim terminado, a perda incorrida financeiramente, bem como em termos de tempo, é inaceitável para uma empresa farmacêutica. A Figura 1 mostra as perdas financeiras incorridas pelo término do estudo clínico em cada fase.

Potencial perda financeira com o término prematuro de um ensaio clínico

Antes do advento dos estudos farmacogenéticos e da proteómica, as preocupações com a eficácia e a segurança eram pouco previsíveis num ensaio clínico. Atualmente, a previsibilidade da segurança e da eficácia de um medicamento aumentou para um nível significativo, uma vez que ambas são influenciadas pelo estado genético do indivíduo, que pode ser avaliado por estudos farmacogenéticos.

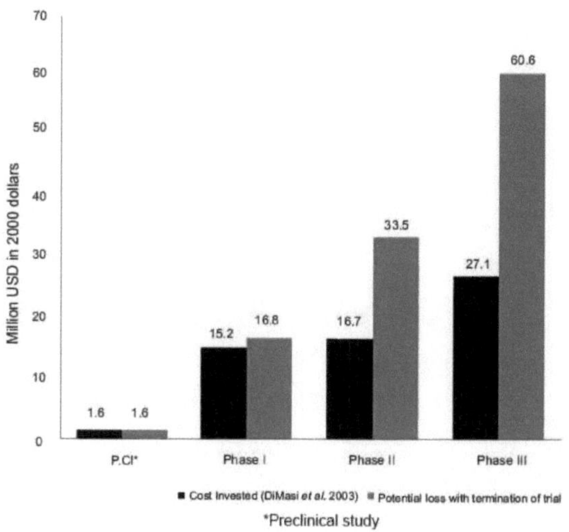

*Preclinical study

Farmacogenómica e a sua aplicação no desenvolvimento de medicamentos

As aplicações da farmacogenómica no processo de desenvolvimento de medicamentos são apresentadas resumidamente no Quadro 1. Pode ver-se que tem um papel vital em todas as fases-chave do processo de desenvolvimento de medicamentos.

Aplicação de métodos farmacogenéticos/farmacogenómicos em várias fases do desenvolvimento de medicamentos

Alvo dos medicamentos e farmacogenómica

O processo de descoberta de medicamentos começa com a identificação de um potencial alvo no qual o medicamento pode atuar. O alvo pode ser uma enzima numa via vital, um recetor, um transportador, uma proteína na transdução de sinais ou qualquer proteína produzida numa situação patológica. Após a sequenciação do genoma humano, o número de alvos dos fármacos foi estimado em cerca de 8000, dos quais 4990 poderiam efetivamente atuar - 2329 para os anticorpos e 794 para as proteínas dos fármacos. Com base no estudo da ligação de ligandos, 399 alvos moleculares

Table 1

Application of pharmacogenetic/pharmacogenomic methods in various stages of drug development

Stage	*Application of pharmacogenetics/pharmacogenomics*
Drug target identification	Identification and characterisation of the gene coding for the drug target and to assess the variability
Phase I clinical trial	Patient selection - Inclusion/Exclusion criteria
	Dose range selection
Phase II clinical trial	Dose modification
Phase III clinical trial	Interpretation of trial results based on pharmacogenetic test results
Phase IV clinical trial	Analysis of reported adverse events with pharmacogenetic tests
Regulatory issues	Requirements for submission of pharmacogenetic data during development by FDA
Patient therapeutics	Personalization of drug therapy
	Pharmacogenetic data in drug labelling
	Identification of responders and non responders
	Identification of high risk groups of adverse events

No entanto, atualmente, o número de alvos varia apenas em torno de 218, embora os números estimados sejam muito elevados. Sabe-se que estes alvos apresentam variações devido a polimorfismos genéticos. Os medicamentos que se baseiam em alvos que apresentam polimorfismos amplos podem ter variações no seu efeito. Por exemplo, o polimorfismo do gene do adrenoceptor β2, como já foi referido, produziu fenótipos respondedores e não respondedores. Este facto pode conduzir a resultados inconsistentes nos estudos pré-clínicos e clínicos que se seguiriam se um tal composto farmacológico fosse utilizado. Estes alvos podem ser evitados para os compostos medicamentosos e podem ser selecionados outros alvos adequados. Assim, numa fase inicial, os alvos podem ser caracterizados com base em estudos farmacogenéticos combinados com proteómica e os compostos medicamentosos adequados podem ser selecionados para investimento posterior.

Na maioria dos casos, a variação na resposta aos medicamentos numa doença é atribuída a muitos genes e não a uma única mutação genética. Os resultados do estudo farmacogenético não se aplicam quando utilizados clinicamente, uma vez que apenas são estudadas mutações de um único gene quando, na realidade, estão envolvidos vários genes. Nestes casos, mais do que o estudo farmacogenético, seria adequado fazer um estudo farmacogenómico que comparasse os mapas de polimorfismo de nucleótido único (SNP) e a expressão genética entre indivíduos normais e afectados. Isto pode identificar os factores genéticos associados à doença e, assim, fornecer novos alvos para caraterizar e avaliar, para efeitos de desenvolvimento de medicamentos. Os que podem ser potenciais alvos de medicamentos no futuro podem ser designados por alvos "tratáveis" ou "medicamentosos". Com a disponibilidade de sequências avançadas do genoma humano, os genes podem agora ser analisados in silico no que respeita às regiões codificadoras dos alvos tratáveis. Foi identificado que os polimorfismos dos receptores P2Y12 nas plaquetas estão associados a um risco acrescido de doença arterial coronária através da análise de haplótipos. No futuro, este pode ser um alvo potencial para um composto medicamentoso produzido contra a doença arterial coronária. A seleção do alvo certo para o desenvolvimento de um fármaco é vital e a farmacogenómica pode desempenhar um papel fundamental nesse processo.

Farmacogenómica e ensaios clínicos

A farmacogenómica nos ensaios clínicos é uma área relativamente nova em que as empresas farmacêuticas demonstram uma hesitação considerável. A incorporação de testes farmacogenómicos nos ensaios clínicos tem múltiplas vantagens.

As duas preocupações mais importantes para o desenvolvimento de novos medicamentos são a eficácia e a segurança. Antes do advento das ferramentas farmacogenéticas, a previsibilidade destes dois factores era muito baixa. Isto traduzia-se em grandes perdas financeiras devido ao desgaste do composto do medicamento durante os ensaios clínicos. Atualmente, o cenário mudou e, com a disponibilidade de sofisticados

Com as ferramentas farmacogenéticas, a taxa de desgaste pode ser significativamente reduzida. Isto traduz-se numa redução da perda de recursos financeiros para o desenvolvimento de medicamentos. Com os métodos in vitro, é possível identificar, durante os estudos pré-clínicos, se o fármaco é metabolizado por enzimas polimórficas e tomar uma decisão relativamente à continuação do ensaio. Além disso, esta informação pode ajudar a selecionar os doentes apropriados com enzimas metabolizadoras normais no ensaio clínico de fase I; pode também ajudar a prevenir acontecimentos adversos. É de notar que os princípios farmacogenéticos só podem ser utilizados como critérios de inclusão ou exclusão quando se conhece a via metabólica do medicamento. Nos casos de estudos exploratórios, em que não se conhece o metabolismo do fármaco, os princípios farmacogenéticos não podem ser aplicados para a seleção de indivíduos nas fases iniciais dos estudos. No entanto, a aquisição de dados farmacogenéticos nas fases iniciais do ensaio clínico pode ser útil para as fases posteriores.

Previsão da eficácia do medicamento

Ao contrário dos métodos convencionais, em que os estudos pré-clínicos e clínicos são realizados com o objetivo de determinar a eficácia, os medicamentos concebidos com apoio farmacogenómico têm um estatuto de eficácia pré-determinado. A possibilidade de um medicamento falhar nos estudos pré-clínicos e clínicos devido à ausência de eficácia é minimizada. A eficácia de um medicamento é, em grande medida, determinada pela seleção adequada do alvo, que pode ser orientada por métodos farmacogenómicos. Para citar um exemplo, o medicamento trastuzumab, um anticorpo monoclonal anti-HER2 contra o cancro da mama metastático, foi considerado eficaz apenas em mulheres que expressavam excessivamente a proteína HER2 durante os primeiros ensaios clínicos. Nos ensaios subsequentes, os estudos foram efectuados apenas em mulheres que apresentavam uma expressão excessiva da proteína HER2, tendo o medicamento sido aprovado para comercialização com a exigência de realização de testes para detetar a expressão excessiva de HER2 antes de iniciar a terapêutica. Se este medicamento tivesse sido testado numa população inteira sem estratificação genética, a eficácia do medicamento não teria sido revelada.

A farmacogenómica também pode ser utilizada para identificar a população-alvo que mais beneficiaria com o medicamento. Um exemplo típico seria a associação entre polimorfismos na apolipoproteína E (APOE), na proteína de transferência de ésteres de colesterilo CETP, na estromelisina-1 e no β-fibrinogénio com a progressão da aterosclerose, eventos cardiovasculares e morte. Foi demonstrado que as pessoas com esses polimorfismos obtinham o máximo benefício dos inibidores da HMG-CoA, em comparação com as pessoas sem esses polimorfismos.

Previsão da segurança do medicamento

A segunda grande preocupação num ensaio clínico é o perfil de segurança do medicamento. Os dados fornecidos pelos estudos pré-clínicos só podem ser aplicados aos seres humanos até um certo ponto. Durante um ensaio clínico, a ocorrência de um acontecimento adverso grave pode pôr em risco o estatuto do medicamento. Normalmente, um acontecimento deste tipo culminaria na conclusão do ensaio.

A toxicidade dos fármacos ocorre principalmente devido ao aumento dos níveis plasmáticos do fármaco, que pode ser o resultado de uma fraca capacidade de metabolização devido a polimorfismos genéticos. Muitos dos genes (CYP2C9, CYP2C19, CYP2D6, etc.) foram intensamente estudados em várias populações e caracterizados para vários grupos de fármacos. O papel da farmacogenética na previsão da eficácia da maioria dos medicamentos é limitado, uma vez que estes dependem normalmente de mais do que um gene. Em contrapartida, a segurança de muitos fármacos é, em grande medida, determinada pelos níveis plasmáticos do fármaco, que, por sua vez, dependem da capacidade de metabolização do fármaco. Identificou-se que as enzimas que metabolizam os medicamentos apresentam polimorfismos de nucleótido único, pelo que a abordagem farmacogenética permite prever melhor a segurança de um medicamento.

O custo da genotipagem dos SNP baixou drasticamente. O custo estimado da análise de 1000 amostras de ADN para um único marcador de SNP é de 300 USD. Com a disponibilidade de métodos de genotipagem de elevado rendimento, os testes farmacogenéticos podem ser incorporados nos critérios de inclusão para selecionar um sujeito para o ensaio. As pessoas identificadas como metabolizadores pobres do medicamento tendem a atingir uma concentração plasmática mais elevada do medicamento e, consequentemente, uma maior incidência de toxicidade.

Quando os metabolizadores pobres são evitados no estudo, a ocorrência de acontecimentos adversos graves é reduzida. Por exemplo, os polimorfismos da UGT1A1 determinam a resposta à toxicidade do irinotecano devido ao seu efeito nos níveis plasmáticos do irinotecano. Assim, a população do estudo pode ser estratificada em grupos com base na sua capacidade de metabolização do fármaco e os que têm uma capacidade diminuída podem ser evitados no estudo ou receber doses mais baixas do fármaco. Os medicamentos podem, assim, ser comercializados com pormenores farmacogenéticos juntamente com o produto.

Preocupações com a farmacogenómica nos protocolos de desenvolvimento de medicamentos

Quando os fármacos são testados com base no perfil farmacogenético dos doentes e na sua categorização, fica-se com a impressão de que os doentes com fraca capacidade de metabolização estão a ser deixados de fora. Visto de uma forma mais ampla, pode-se notar que este método apenas traz à luz o que não foi percebido no período pré-genómico, onde a ocorrência de eventos adversos graves em ensaios clínicos e na prática clínica foi mal explicada. Utilizando ferramentas farmacogenéticas e compreendendo a causa dos efeitos adversos, a morbilidade induzida por medicamentos em metabolizadores fracos pode, de facto, ser evitada quando a farmacogenética é associada à prática clínica e os medicamentos são prescritos com doses adequadamente orientadas. Deve também ter-se em conta que o subconjunto da população com fraca capacidade de metabolização, resultante de um polimorfismo genético, constitui apenas um segmento menor, com uma distribuição de frequência muito baixa. Na eventualidade de um polimorfismo enzimático ocorrer numa população maior, o desenvolvimento de um medicamento deste tipo é evitado pela empresa farmacêutica.

Outra preocupação seria o custo que o doente teria de suportar para efetuar testes farmacogenéticos antes de iniciar a terapêutica, uma vez que o medicamento foi aprovado para comercialização com base nos resultados farmacogenéticos. O custo da genotipagem de polimorfismos de nucleótido único pode não ser acessível em muitos países em desenvolvimento e subdesenvolvidos. No entanto, com os avanços tecnológicos, este preço pode baixar num futuro próximo. Como já foi referido, o custo da genotipagem de 1000 amostras de ADN seria de 0,3 USD por genótipo. No entanto, quando o custo é calculado para uma única amostra de um doente, ascende a mais de 130 USD, uma vez que o preço para a configuração do marcador de ensaio é fixo. Assim, parece que a genotipagem só é rentável se for efectuada em maior escala, o que seria o caso se fosse utilizada para testes terapêuticos.

Farmacogenética no tratamento de doentes

O teste farmacogenético mais comummente aplicado aos cuidados dos doentes é a deteção de polimorfismos dos genes que codificam as enzimas que metabolizam os fármacos e que ajudam na seleção ou modificação da dosagem. Um estudo recente demonstrou que 59% dos fármacos que causam efeitos adversos são metabolizados por enzimas polimórficas. Houve relatos de ação acentuada da varfarina em doentes com aumento do INR (International Normalized Ratio) em doses normais e, em testes farmacogenéticos subsequentes, verificou-se que eram metabolizadores pobres com polimorfismos *3/*4 e *1/*3 do CYP2C9.[2,30,31] Como resultado da associação significativa entre os polimorfismos do CYP2C9 e a toxicidade da varfarina, a FDA aprovou a inclusão de dados farmacogenéticos no rótulo do produto para a varfarina e o rótulo do produto para a varfarina agora contém as informações genéticas, o que torna a terapia com varfarina mais segura durante o início e a manutenção do tratamento.

Outra utilização potencial da farmacogenética é a identificação da população com factores de risco não diretamente relacionados com o medicamento. Verificou-se que as doentes com mutação do gene da protrombina têm um risco de desenvolver trombose venosa cerebral e, quando estas doentes tomam contraceptivos orais, correm um risco ainda maior. Esta informação, quando disponibilizada, pode evitar a ocorrência de eventos adversos com contraceptivos orais em doentes de alto risco com suscetibilidade genética. A redução dos efeitos adversos reflecte-se no perfil de segurança do medicamento e no seu valor comercial. Existe sempre uma hesitação persistente entre as indústrias farmacêuticas em basear os seus medicamentos em testes farmacogenéticos. Isto deve-se a vários factores, como a segmentação do mercado com base no perfil genético e o aumento dos custos dos produtos e dos cuidados de saúde. Estes factores mantêm a indústria farmacêutica numa posição de "esperar para ver" para produzir dados farmacogenéticos para os seus produtos.

Desafios na inclusão da farmacogenética num contexto clínico

A inclusão de dados farmacogenéticos na prestação de cuidados de saúde coloca muitos mais desafios. Os conhecimentos sobre a influência da genética na resposta a medicamentos específicos e na modulação da dose ainda não foram transmitidos a muitos dos clínicos. Esta é, de facto, uma questão mais complicada e desafiante. É provável que a dosagem dos medicamentos se torne complicada com o envolvimento de dados genéticos. Além disso, o facto de a maioria dos doentes receber mais do que um medicamento para uma única doença e de existirem muitas terapias combinadas pode tornar a tarefa enorme. O ajustamento da dosagem dos medicamentos com base em parâmetros clínicos como os testes de função hepática e renal é bem aceite e praticado. No entanto, os médicos hesitam em modular a dose com base no estado genético do indivíduo e preferem basear-se nos parâmetros clínicos. Este facto pode dever-se à hesitação em abandonar o método de "tentativa e erro" ou à falta de familiaridade com os princípios genéticos da resposta aos medicamentos.

Variabilidade da resposta aos medicamentos e farmacogenómica

Os factores que afectam a resposta ao tratamento de uma doença são múltiplos. Podem ser classificados como factores imprevisíveis (influência ambiental, conformidade e perfil genético do doente) ou previsíveis (idade, sexo, raça, peso corporal, estado da doença, estado nutricional, etc.). Com o advento dos testes farmacogenéticos e a descoberta do genoma humano, a composição genética do doente pode agora ser considerada um fator previsível da resposta aos medicamentos. No entanto, a previsibilidade baseada nos testes farmacogenómicos pode não ser absoluta, uma vez que existem também outros factores imprevisíveis. No entanto, com a aplicação dos testes farmacogenómicos, o medicamento pode tornar-se relativamente mais eficaz e seguro. O âmbito da determinação da variabilidade da resposta ao medicamento com base em testes farmacogenéticos é muito limitado, em comparação com a farmacogenómica. Um estudo realizado sobre os polimorfismos das regiões promotoras e codificadoras dos adrenoceptores β2 mostrou uma associação entre os haplótipos e a resposta broncodilatadora ao salbutamol, ao passo que não se observou qualquer associação entre os genótipos individuais do adrenoceptor b2 e a resposta broncodilatadora. Outro exemplo seria a variação na resposta aos inibidores da ECA. Diferentes estudos mostraram diferentes associações entre os genótipos ACE I/I, ACE I/D e ACE D/D e a resposta aos inibidores da ECA. De acordo com o estudo realizado por Cannella et al. (1998), o genótipo da ECA não prevê a eficácia da terapia com inibidores da ECA na redução da massa ventricular esquerda em doentes urémicos crónicos.[37] Hernandez et al. (2000) demonstraram uma redução significativa do índice de massa ventricular esquerda em doentes transplantados renais com HVE em tratamento com lisinopril com genótipo ACE D/D[38]. Kohno et al. (1999) demonstraram que os doentes com genótipo ACE D/D têm menor probabilidade de regressão da HVE, quando tratados com inibidores da ECA. Assim, é necessário um estudo mais amplo que envolva múltiplos genes ou variantes de alelos para compreender os meandros da variabilidade da resposta aos fármacos e identificar os factores que a afectam. Os métodos que podem ser utilizados para este fim são a abordagem de genes candidatos, a abordagem de varrimento de todo o genoma e a análise de haplótipos.

Métodos de estudo da base genética das variações da resposta aos medicamentos

Abordagem do gene candidato

A abordagem do gene candidato para identificar os determinantes genéticos da variabilidade da resposta aos medicamentos envolve a identificação da associação entre várias variantes alélicas ou SNP no gene candidato e a resposta aos medicamentos. O método de abordagem do gene candidato começa com a identificação dos genes candidatos. Para a resposta a um medicamento, os genes candidatos podem ser os genes que codificam a enzima metabolizadora do medicamento, as proteínas envolvidas no transporte do medicamento, as proteínas envolvidas nos mecanismos celulares, as proteínas receptoras, etc. O gene candidato é estudado para detetar variantes alélicas. Um gene candidato pode ter mais do que uma variante alélica ou SNP. Os efeitos do gene candidato podem ser estudados em casos (pessoas com uma resposta alterada ao medicamento) e em controlos (pessoas com uma resposta normal ao medicamento). Os estudos de genes candidatos são menos dispendiosos do que os estudos de desequilíbrio de ligação e as análises de todo o genoma. Uma limitação dos estudos de genes candidatos é o facto de poderem ocorrer associações espúrias se os casos e os controlos não forem adequadamente combinados. Além disso, não podem ser identificadas variantes noutros genes que influenciem remotamente a resposta ao medicamento. Além disso, é necessário um nível de compreensão da via de resposta ao medicamento para identificar os genes candidatos, ao contrário do que acontece com os estudos de todo o genoma.

Análise de todo o genoma

A análise de todo o genoma é um método de estudo muito extenso e elaborado dos efeitos de várias variantes alélicas que ocorrem em todo o genoma e da resposta a medicamentos numa doença. Este método envolve a identificação de todas as variantes alélicas em todo o genoma humano e a criação de um mapa de SNP. Este mapa é testado para verificar a sua associação com a variação da resposta aos medicamentos. A vantagem da abordagem de varrimento de todo o genoma, em comparação com os outros métodos, é que pode identificar os determinantes poligénicos da resposta aos medicamentos. Ao contrário da abordagem dos genes candidatos, a abordagem de rastreio alargado do genoma não requer informações prévias sobre a via de resposta aos medicamentos em questão. Esta abordagem aumenta o nível de tradução dos testes genéticos na resposta clínica. Estima-se que o genoma humano tenha cerca de três milhões de SNP e não é rentável rastrear todos os SNP. Consequentemente, apenas os SNP representativos que estão distribuídos uniformemente pelo genoma são selecionados para teste. Este número pode ser da ordem dos 200000 a 300000 SNP por genoma humano. Os mapas de SNP podem ser estudados em termos de desequilíbrio de ligação e de associações de resposta a doenças ou medicamentos. As desvantagens da abordagem de rastreio de todo o genoma residem no facto de ser muito dispendiosa e de, uma vez que é mapeado um grande número de SNP, estes terem de ser avaliados mais aprofundadamente, uma vez que não se trata de uma abordagem baseada em hipóteses como a abordagem do gene candidato.

Análise de haplótipos

A análise de haplótipos para a variação da resposta aos medicamentos envolve o estudo de grupos de SNP que ocorrem em desequilíbrio de ligação num cromossoma e a sua associação com a resposta aos medicamentos. Esta abordagem é diferente da abordagem de varrimento de todo o genoma, na medida em que apenas são analisados haplótipos selecionados e não todo o genoma. Os blocos de haplótipos são criados através do agrupamento de SNP selectivos e o seu desequilíbrio de ligação é testado com estudos familiares. Os blocos de haplótipos são depois testados quanto à sua associação com resultados clínicos.

A análise de haplótipos fornece mais informações do que o estudo farmacogenético de polimorfismos de nucleótido único e é rentável. Com base nestes estudos, podem ser identificados os vários factores genéticos determinantes da resposta a um medicamento e o desenvolvimento de medicamentos pode ser personalizado em conformidade. Os mesmos métodos podem ser utilizados em ensaios clínicos, para identificar grupos de alto risco de efeitos adversos e para obter uma explicação para os valores anómalos no grupo de estudo por falta de eficácia.

Dados farmacogenómicos na rotulagem e suas limitações

Os dados farmacogenómicos podem ser integrados na rotulagem de um produto. Esses dados podem ser úteis para identificar os doentes que necessitam de ajustes de dose para a prevenção de efeitos adversos ou de falta de eficácia. A FDA aprovou a inclusão de dados farmacogenéticos na rotulagem de medicamentos como a varfarina e o irinotecano, principalmente por questões de segurança. A inclusão de dados farmacogenéticos para melhorar a eficácia de um medicamento é uma tarefa difícil de realizar, devido a razões como a baixa previsibilidade dos testes farmacogenéticos que envolvem mutações de um único gene e o potencial comprometimento da comercialização do produto. No entanto, esta alteração da rotulagem só pode ser produtiva se existirem instalações de genotipagem disponíveis, o que ainda não acontece em muitos países em desenvolvimento. No entanto, a FDA recomenda que, ao rotular com dados farmacogenéticos, a indústria desenvolva também métodos de teste farmacogenético para esse biomarcador e forneça informações completas sobre o teste e a sua interpretação, bem como sobre a modulação da dose.

Embora a FDA encoraje a inclusão de dados farmacogenéticos nos rótulos dos produtos, existem certas limitações à aplicação de métodos farmacogenéticos. A variabilidade da resposta ao medicamento devido a factores não genéticos não pode ser prevista. Os dados obtidos através de testes genéticos devem ser considerados apenas com a limitação de que existem também outros factores que determinam a resposta.

A diversidade étnica da população humana tornou necessária a realização de testes farmacogenéticos em cada grupo étnico para que o produto possa ser utilizado por esse grupo. Para além dos dados farmacogenéticos dos vários grupos étnicos, é necessário que existam centros de testes farmacogenéticos nos países onde o medicamento se destina a ser comercializado. Isto também exige que seja adotado uniformemente um método de teste farmacogenético padrão para evitar variações nos resultados dos testes. O custo dos testes deve ser substancialmente baixo para o público em geral. Além disso, o grau de utilização dos rótulos dos medicamentos pelos clínicos é insuficiente para ter impacto na terapêutica dos doentes. Os médicos podem hesitar em utilizar um produto que exija testes farmacogenéticos, uma vez que tal implicaria custos adicionais para o doente. Este facto realça a necessidade de transmitir conhecimentos relevantes aos clínicos sobre a forma de modular a terapêutica com base em dados farmacogenéticos. Enquanto este objetivo não for alcançado, uma empresa farmacêutica abster-se-á de utilizar a farmacogenómica no desenvolvimento de medicamentos.

FDA, Farmacogenómica e desenvolvimento de medicamentos

A FDA forneceu determinadas diretrizes para a apresentação de dados de testes farmacogenéticos pelas indústrias farmacêuticas, como parte do desenvolvimento de medicamentos. Como a maior parte dos resultados dos testes farmacogenéticos não estão bem estabelecidos cientificamente, esses estudos não podem ser utilizados pela FDA para decisões regulamentares. Atualmente, a FDA tornou obrigatória a apresentação de dados farmacogenéticos para casos específicos e apoia a apresentação voluntária para outros casos específicos, que são descritos a seguir. Também foram publicadas diretrizes relativas à altura em que deve ser apresentado um relatório farmacogenético completo e quando deve ser apresentado um relatório abreviado. Além disso, existem diretrizes separadas para a apresentação de dados farmacogenéticos para os pedidos de autorização de introdução no mercado de novos medicamentos experimentais e não aprovados e aprovados. No entanto, embora a FDA considere que a integração da farmacogenómica no desenvolvimento de medicamentos é vantajosa para todos os sectores, as indústrias farmacêuticas tendem a ter opiniões diferentes sobre esta questão.

Como já foi referido, é necessário um teste farmacogenético bem estabelecido como biomarcador válido para a tomada de decisões regulamentares pela FDA. Para que um teste farmacogenético seja aceite como um biomarcador válido, o teste deve ter um quadro científico sólido e caraterísticas bem estabelecidas. Um exemplo de um biomarcador válido em testes farmacogenéticos seria o das enzimas metabolizadoras de medicamentos como marcador da eficácia e segurança dos medicamentos. Os doentes com alelos variantes do gene CYP2C9 e VKORCI necessitam de doses mais baixas de varfarina, em comparação com os doentes com alelos normais de tipo selvagem. Este é um biomarcador válido e os dados farmacogenéticos foram incorporados no rótulo do medicamento para a varfarina.

A FDA tornou obrigatória a apresentação de um relatório de dados farmacogenéticos completo, se estes resultados tiverem sido utilizados para a tomada de decisões no estudo em animais, para apoiar a segurança do medicamento, ou em ensaios clínicos, para a seleção de indivíduos, gama de doses ou sua modificação. Os dados completos também são necessários nos casos em que o promotor utiliza os resultados dos testes farmacogenéticos para validar a segurança, a eficácia, a seleção da dose e o mecanismo de ação nos ensaios clínicos. No entanto, nos casos em que os resultados dos testes farmacogenéticos não estão a ser utilizados pelo promotor para apoiar os resultados do ensaio, mas o teste é um biomarcador válido para esse medicamento, tem de ser apresentado à FDA um relatório abreviado do teste farmacogenético. Nos casos em que o teste farmacogenético tenha sido efectuado como um estudo exploratório ou para investigação, não é obrigatório apresentar esses dados, uma vez que não podem ser considerados biomarcadores válidos. No entanto, a FDA incentiva a apresentação voluntária de tais dados de testes farmacogenéticos exploratórios. No futuro, à medida que mais informações estiverem disponíveis, os dados dos testes farmacogenéticos exploratórios também terão de ser apresentados à FDA.

A apresentação de dados farmacogenéticos é benéfica tanto para o promotor como para a FDA. Isto pode ajudar a familiarizar a FDA com os princípios farmacogenéticos e, assim, reduzir atrasos desnecessários na análise de futuros pedidos em que os testes farmacogenéticos tenham sido utilizados como parte integrante do desenvolvimento do medicamento. Além disso, os promotores podem encontrar-se informalmente com os peritos da FDA, discutir dados científicos e obter a opinião dos seus pares. O promotor pode utilizar os resultados dos testes farmacogenéticos para apoiar a segurança e a eficácia do composto do medicamento.

OBSTÁCULOS AO PROGRESSO DA FARMACOGENÓMICA NA CONCEPÇÃO E DESENVOLVIMENTO DE MEDICAMENTOS

A farmacogenómica baseia-se em variações genómicas especificamente nas regiões codificadoras ou próximas das regiões codificadoras. É muito difícil prever as variações genéticas que afectam a resposta aos medicamentos. Os polimorfismos de nucleótido único (SNP) desempenham um papel importante na variabilidade da resposta aos medicamentos. Os SNP ocorrem a cada 100-300 bases ao longo do genoma humano de três mil milhões de bases; por conseguinte, é necessário identificar e analisar milhões de SNP para determinar o seu envolvimento (se for caso disso) na resposta aos medicamentos (Laing et al. 2011). A consciência e os conhecimentos limitados sobre a relação entre as variantes genéticas e a resposta variável aos medicamentos também actuam como fator limitante para implicar o processo de conceção e administração de medicamentos baseado na farmacogenómica. Uma vez que muitos genes são susceptíveis de influenciar as respostas, a obtenção de uma visão global do impacto das variações genéticas é muito morosa e complicada e, para tal, é necessário o perfil genético de cada indivíduo, o que não parece possível num futuro próximo (Vanakker e De Paepe 2013). Os médicos também precisam de executar uma etapa de diagnóstico adicional para determinar qual o medicamento mais adequado para cada doente. Para interpretar o diagnóstico com exatidão e recomendar a melhor forma de tratamento para cada doente, todos os médicos prescritores, independentemente da especialidade, terão de compreender melhor a genética (Ginsburg e Willard 2009; Becquemont et al. 2011). Também é necessário fazer várias considerações éticas antes da implementação clínica de rotina da farmacogenómica (Haga e Burke 2011). Ao mesmo tempo, a economia dos testes farmacogenómicos na perspetiva dos doentes, dos médicos, das companhias de seguros, dos governos e das empresas farmacêuticas desempenhará um papel importante na determinação da sua utilização futura.

Critérios de implementação de testes de diagnóstico na clínica; implementação clínica da farmacogenómica em comparação com outros testes genómicos

É amplamente afirmado que, para que um teste possa ser utilizado em cuidados clínicos, deve cumprir critérios de validade analítica, validade clínica e utilidade clínica. Vários farmacogenes não são triviais em termos de desenvolvimento de testes com validade analítica. A utilidade clínica implica avaliar se a utilização do teste conduz a melhores resultados em termos de saúde para os doentes que são objeto do teste e uma avaliação dos riscos que ocorrem em resultado do teste. No entanto, existe uma grande heterogeneidade no que diz respeito à definição exacta das medidas de resultados que constituem a utilidade clínica. Alguns alargaram essas avaliações de modo a irem além da utilidade clínica para os indivíduos testados e incluírem uma avaliação do impacto de uma utilização mais alargada dos testes em todo o sistema de cuidados de saúde, incluindo a ponderação dos custos dos testes genéticos em relação aos custos de outras intervenções de cuidados de saúde e consequências não intencionais no comportamento dos médicos. Por exemplo, a introdução de uma política de rastreio farmacogenético em Hong Kong para testar o alelo HLA-B*1502 antes da prescrição de medicamentos antiepilépticos (para evitar a utilização de carbamazepina em pessoas com elevado risco de reacções cutâneas graves) teve a consequência não intencional de os médicos deixarem de prescrever carbamazepina e passarem a prescrever fenitoína. Uma vez que a fenitoína também pode causar reacções cutâneas graves, mas os factores de risco não estão tão bem definidos, a incidência global de reacções cutâneas graves manteve-se inalterada após a implementação da política de rastreio específica do HLA-B. Para efeitos desta revisão, centramo-nos na utilidade clínica dos testes farmacogenómicos para doentes individuais, sem considerar as possíveis consequências negativas para a saúde pública com base em alterações não intencionais (e muitas vezes desnecessárias) nos comportamentos de prescrição dos médicos.

Com a diminuição contínua do custo da sequenciação, muitos previram que, num futuro não muito distante, cada indivíduo terá todo o seu genoma hereditário sequenciado no início da vida, com os resultados disponíveis para utilização clínica ao longo de toda a vida de cuidados de saúde. Partindo do princípio de que isto será verdade (pelo menos até certo ponto), apelámos a que se deixasse de debater se determinados farmacogenes devem ser testados antes da utilização de determinados medicamentos e se passasse para um modelo em que os médicos recebessem orientações sobre a forma como as variantes genómicas devem ser interpretadas e utilizadas para melhorar a prescrição. Este pressuposto está subjacente aos esforços do Clinical Pharmacogenetics Implementation Consortium (CPIC), um grupo internacional aberto que cria orientações padronizadas, baseadas em evidências, revistas por pares, publicamente disponíveis, sem fins lucrativos, sobre medicamentos genéticos, sobre como utilizar dados genómicos para informar a prescrição.

A decisão sobre se cada conjunto de resultados farmacogenómicos tem as provas necessárias para apoiar a validade analítica, a validade clínica e a utilidade clínica para justificar a sua utilização na prescrição depende de muitos factores. A validade analítica dependerá da qualidade dos dados dos testes genéticos e das caraterísticas de desempenho, como o valor preditivo positivo e negativo. Podem ser utilizados muitos tipos de dados para avaliar a validade e a utilidade clínicas, incluindo a penetrância da variação genética nos efeitos dos medicamentos com base em estudos retrospectivos, o(s) mecanismo(s) através do(s) qual(is) a variação genética influencia os efeitos dos medicamentos ou um endofenótipo relevante (como a atividade das enzimas metabolizadoras de medicamentos), estudos farmacocinéticos in vivo ou outros estudos funcionais, estudos funcionais in vitro, estudos pré-clínicos e clínicos que ligam os efeitos farmacológicos ou as concentrações de fármacos à variação genómica, relatórios de casos, estudos familiares e ensaios clínicos aleatórios que comparem os resultados da prescrição com base genética com os resultados do "padrão de cuidados"." Outros factores que são considerados na decisão sobre a possibilidade de atuação da variação farmacogenómica incluem o índice terapêutico de um medicamento, a gravidade da toxicidade do medicamento, a gravidade da doença subjacente e as consequências de uma prescrição não optimizada.

Uma consideração fundamental para a possibilidade de ação de uma relação gene-fármaco baseia-se na disponibilidade e nas provas de uma terapêutica alternativa, e pode depender parcialmente do mecanismo da associação gene-fármaco. Se o gene estiver a afetar o fármaco em virtude de afetar a farmacocinética do fármaco ativo (por exemplo, catabolismo do tacrolimus pelo CYP3A5), pode haver literatura substancial que apoie um ajuste da dose com base na extrapolação dos efeitos farmacocinéticos, análogo às decisões frequentemente tomadas na clínica com base na alteração da função renal, da função hepática ou da idade. Estas decisões de ajustamento da dose são particularmente defensáveis se o fármaco for um fármaco para o qual a monitorização terapêutica do fármaco (baseada em medidas da concentração do fármaco no sangue) está prontamente disponível. Se os testes genéticos indicarem que um determinado fármaco não é eficaz nas pessoas com o genótipo de alto risco (por exemplo, as pessoas homozigóticas para os alelos inactivos do CYP2D6 não conseguem anabolizar a codeína no seu metabolito ativo, a morfina), a recomendação de uma terapêutica alternativa dependerá da ponderação das provas da eficácia e da possível toxicidade de um medicamento alternativo; no caso da codeína, existem geralmente vários analgésicos opiáceos alternativos disponíveis com dados razoáveis sobre as doses susceptíveis de obter uma analgesia comparável. Se os testes genéticos indicarem um risco extremamente elevado de um acontecimento adverso grave (por exemplo, os portadores do alelo HLA-B*57O1 têm um risco elevado de hipersensibilidade ao abacavir), o ideal seria que a terapêutica alternativa fosse igualmente eficaz com um risco aceitável de efeitos adversos (que podem ou não ser influenciados por outras variantes genéticas).

Algumas decisões sobre a eficácia do tratamento não são do tipo "tudo ou nada", mas baseiam-se antes numa série de probabilidades: por exemplo, existem dados substanciais de que a eficácia contra a recorrência do cancro da mama é reduzida em doentes que herdaram dois alelos CYP2D6 defeituosos, uma vez que apresentam níveis muito mais baixos do metabolito ativo endoxifeno do que a maioria da população29-34 , mas não é claro se a melhor terapêutica alternativa é um medicamento diferente (por exemplo, um modulador seletivo dos receptores de estrogénio diferente ou uma dose alterada de tamoxifeno), particularmente em mulheres na pré-menopausa, para as quais existem poucos dados que apoiem alternativas.No entanto, não é claro se a melhor alternativa terapêutica é um fármaco diferente (por exemplo, um modulador seletivo do recetor de estrogénio diferente) ou uma dose alterada de tamoxifeno, particularmente em mulheres na pré-menopausa, para as quais há uma escassez de dados que suportem alternativas. Estes casos são os mais difíceis: a farmacogenómica mostra claramente que o fármaco ou a dose do fármaco não é a ideal numa doente com o genótipo de alto risco, em comparação com a maioria da população, mas a falta de dados clínicos sobre terapêuticas alternativas torna difícil ou impossível recomendar medicamentos alternativos.

O CPIC considera todas essas evidências ao priorizar quais pares gene/fármaco são clinicamente acionáveis. Dada a elevada fasquia exigida para a possibilidade de ação clínica, o número de genes hereditários acionáveis (aqueles que têm pelo menos um diplótipo de "alto risco" acionável) e a lista de medicamentos para os quais podem ser recomendadas acções clínicas (medicamentos farmacogeneticamente de "alto risco") é relativamente curto. Reconhecemos que existem medicamentos adicionais para os quais as agências reguladoras incluem informações farmacogenómicas nos seus rótulos; no entanto, nem todas essas menções são acionáveis. A informação sobre a variação genética é, por vezes, incluída mesmo quando os efeitos são modestos (e, por conseguinte, não se traduzem em alterações nas secções de prescrição do rótulo do medicamento), e foi incluída para alguns medicamentos quando as provas são fracas ou contraditórias.

Genetic Variation	Medication
TPMT	mercaptopurine, thioguanine, azathioprine
CYP2D6	codeine, tramadol, tricyclic antidepressants
CYP2C19	tricyclic antidepressants, clopidogrel, voriconazole
VKORC1	Warfarin
CYP2C9	warfarin, phenytoin
HLA-B	allopurinol, carbamazepine, abacavir, phenytoin
CFTR	Ivacaftor
DPYD	fluorouracil, capecitabine, tegafur
G6PD	rasburicase
UGT1A1	irinotecan, atazanavir
SLCO1B1	simvastatin
IFNL3 (IL28B)	interferon
CYP3A5	tacrolimus

TESTE DE GENES DE MEDICAMENTOS

Os testes de genes de medicamentos são também designados por farmacogenómica ou farmacogenética. Todos os termos caracterizam o estudo da forma como os seus genes afectam a resposta do seu corpo aos medicamentos. A palavra "farmacogenómica" é uma combinação das palavras farmacologia (o estudo dos usos e efeitos dos medicamentos) e genómica (o estudo dos genes e das suas funções).

O seu corpo tem milhares de genes que herdou dos seus pais. Os genes determinam as caraterísticas que tem, como a cor dos olhos e o tipo de sangue. Alguns genes são responsáveis pela forma como o seu corpo processa os medicamentos. Os testes farmacogenómicos procuram alterações ou variantes nestes genes que podem determinar se um medicamento pode ser um tratamento eficaz para si ou se pode ter efeitos secundários a um medicamento específico. O Programa de Farmacogenómica investiga a forma como as variações nos genes afectam a resposta aos medicamentos, utilizando assim o perfil genético de um doente para prever a eficácia de um medicamento, orientar a dosagem e melhorar a segurança do doente.

Informação ao doente: Farmacogenómica - Encontrar o medicamento certo para si

Os testes farmacogenómicos são uma ferramenta que pode ajudar o seu profissional de saúde a determinar a melhor medicação para si. O seu profissional de saúde também tem em conta outros factores, como a sua idade, estilo de vida, outros medicamentos que esteja a tomar e o seu estado geral de saúde, ao escolher o tratamento adequado para si.

O QUE FAZEM OS TESTES FARMACOGENÓMICOS

O objetivo dos testes farmacogenómicos é descobrir se um medicamento é adequado para si. Uma pequena amostra de sangue ou saliva pode ajudar a determinar:

Se um medicamento pode ser um tratamento eficaz para si

Qual é a melhor dose de um medicamento para si

Se pode ter efeitos secundários graves devido a um medicamento

O laboratório procura alterações ou variantes num ou mais genes que podem afetar a resposta a determinados medicamentos.

Conclusão

A farmacogenómica na indústria farmacêutica é uma ferramenta potencial que deve ser utilizada para obter o máximo benefício. Atualmente, os métodos farmacogenéticos estão a ser utilizados em todo o mundo, sobretudo para avaliar o perfil de segurança dos medicamentos. A transposição dos resultados dos testes farmacogenéticos para a prática clínica só tem sido possível para uma pequena fração do número total de estudos farmacogenéticos realizados. Dada a necessidade de análise de múltiplos genes, foram concebidos métodos de análise de haplótipos e de varrimento de todo o genoma. No entanto, com o custo atual da análise de um SNP, a análise de haplótipos e os exames de todo o genoma não entrarão na prática clínica para testes em doentes. No entanto, estes métodos podem ser utilizados pela indústria farmacêutica no seu processo de desenvolvimento de medicamentos. A inclusão gradual de estudos farmacogenómicos na descoberta e no desenvolvimento de medicamentos reduzirá substancialmente as despesas envolvidas no desenvolvimento de medicamentos, garantirá a segurança dos ensaios clínicos e reduzirá os insucessos. Assim, muitos medicamentos potenciais que podem ser perdidos devido aos efeitos sobre os valores aberrantes de um estudo podem ser retidos quando o estudo farmacogenómico for utilizado no futuro.

Farmacogenómica para a doença coronária

PACIENTES COM DOENÇA ARTERIAL

A terapêutica antiplaquetária é a intervenção farmacológica mais importante para prevenir a trombose recorrente e a progressão da oclusão arterial da doença arterial coronária (DAC) em doentes após intervenção coronária percutânea (ICP). O ácido acetilsalicílico (AAS), o fármaco antiplaquetário mais comum, inibe a ciclo-oxigenase-'l que converte o ácido araquidónico em tromboxano A2. O ASA é rapidamente hidrolisado, numa meia-vida de 20 min, para formar o metabolito ativo ácido salicílico (SA). O clopidogrel inibe o recetor de adenosina difosfato P2Y'l2 (P2RYl2) nas plaquetas, bloqueando a formação intracelular de cAMP pelas prostaglandinas derivadas do endotélio. O clopidogrel é um pró-fármaco que requer biotransformação hepática nas enzimas do citocromo P450 para ser ativo, de modo a produzir os seus efeitos.

Apesar do conhecimento sobre os fármacos antiagregantes utilizados no tratamento de pacientes com DAC, muitas questões sobre a resposta dos pacientes ainda não foram respondidas. A falta de resposta ao tratamento com antiagregantes pode estar associada à variabilidade interindividual relacionada a fatores como sexo, idade, tabagismo, interação com outras drogas e perfil genético. Estes factores podem alterar a biodisponibilidade do fármaco, modificando a farmacocinética (absorção, biotransformação e excreção) ou alterando os mecanismos de ação (farmacodinâmica) e, consequentemente, definindo uma resposta terapêutica inadequada.

Estudos farmacogenómicos investigaram a relação entre a variabilidade da resposta ao fármaco e o perfil de expressão do ARNm. Waehre et al. investigaram os efeitos do clopidogrel na expressão de mRNA em células mononucleares do sangue periférico de pacientes com DAC dos genes da quimiocina RANTES e do peptídeo inflamatório de macrófagos (MIP)-lbeta (MIP-lb)em células T. Estes autores encontraram um aumento na expressão dos genes RANTES e MIP- lb em pacientes tratados com clopidogrel. Apesar da importante contribuição deste estudo, poucos genes foram testados.

A fim de efetuar uma análise em grande escala, foi utilizada uma técnica de elevado desempenho para estudos globais da expressão do ARNm. Kondkar et al. utilizaram a tecnologia de microarray para analisar o transcriptoma de plaquetas humanas. Neste estudo foi verificado um aumento do conteúdo de mRNA para VAMP8/endobrevina, em associação com a hiperreactividade plaquetária quando estimuladas com agonistas como o ADP e o ácido araquidónico . É também importante considerar que as interações plaquetas-leucócitos estão envolvidas na ativação plaquetária e também na resposta ao tratamento com clopidogrel e AAS. Além disso, as propriedades dinâmicas e interactivas do sangue dão origem à possibilidade de alterações subtis que ocorrem no organismo, tais como alterações associadas a um processo de doença ou em resposta a medicamentos, poderem deixar "pegadas" no sangue. Por este motivo, a análise diferencial do conteúdo de transcritos nas células do sangue periférico (PBCs) pode ser aplicada no diagnóstico, prognóstico e resposta terapêutica.

Considerando o potencial de aplicação da farmacogenómica como uma nova estratégia baseada na caraterização da variabilidade existente no perfil de expressão e a sua associação com a resposta à antiagregação, este estudo centrou-se no perfil global de expressão génica das células do sangue periférico como um alvo para conduzir uma abordagem terapêutica individualizada em doentes com DAC. Esta é uma estratégia importante para estabelecer um tratamento medicamentoso eficaz.

2. Materiais e métodos

2.1. Sujeitos e protocolo clínico

Vinte e seis doentes do sexo masculino com DAC foram recrutados no Hospital do Meixoeiro (Vigo, Espanha). Os doentes com DAC foram tratados com AAS (100 mg/dia) e clopidogrel (75 mg/dia) durante mais de cinco dias, além de outros medicamentos, como beta-bloqueadores, nitratos, estatinas e inibidores da bomba de protões. As últimas doses de AAS e clopidogrel foram tomadas nas 24 h anteriores à realização da intervenção coronária percutânea (ICP).Os critérios de exclusão foram: ICP primária; alto risco de sangramento; insuficiência renal crônica; uso de tienopiridina, inibidor da glicoproteína IIb/IIIa e varfarina; e reação alérgica ou contraindicação ao AAS ou clopidogrel.

O protocolo do estudo foi aprovado pela comissão de ética médica do hospital e foi obtido o consentimento informado de cada doente. Foram registadas informações sobre a idade, pressão sistólica e diastólica, índice de massa corporal (IMC), diabetes, dislipidemia, tabagismo, história familiar de doença coronária e tempo decorrido desde a última dose de clopidogrel e ácido acetilsalicílico (TLDC e TLDA, respetivamente). Foram colhidas amostras de sangue antes da PCI para avaliar a agregação plaquetária e a análise da expressão global de ARNm.

2.2. Inibição dos ensaios de agregação plaquetária

A inibição da agregação plaquetária foi avaliada antes da ICP por deteção ótica turbidimétrica utilizando os ensaios VerifyNow ASA e P2RY12 (Accumetrics, San Diego, EUA), conforme descrito anteriormente. Em resumo, 2,0 ml de sangue citratado foram transferidos para cartuchos padrão contendo microesferas revestidas com fibrinogénio. O ácido araquidónico e o difosfato de adenosina foram adicionados aos cartuchos para avaliar a inibição da agregação plaquetária pelo AAS e pelo clopidogrel, respetivamente. Os resultados foram expressos em unidades de reação de ASA (ARU) e unidades de reação de P2RY12 (PRU), respetivamente. As respostas plaquetárias ao clopidogrel (PRU) e os valores de ASA (ARU) foram categorizados em quartis. O quartil 1 (Q1) representa o grupo de doentes que responderam à terapêutica e o quartil 4 (Q4) representa o grupo de doentes que não responderam à terapêutica.2.3. Análise da expressão global de ARNm através da tecnologia de microarray de ADN O sangue total de 26 doentes com DAC foi colocado em tubos PAXgene (PreAnalytiX, Hombrechtikon, CH) que permitem a extração de ARN de células totais do sangue periférico, incluindo células mononucleares e polimorfonucleares. A extração de ARN foi efectuada utilizando os kits PAXgene Blood RNA e o sistema automatizado QIAcube (Qiagen, Valência, EUA). O ARN total foi avaliado utilizando um kit RNA 6000 Nano LabChip no 2100 Bioanalyzer (Agilent Technologies, Alemanha). As amostras com RNA Integrity Number (RIN) inferior a 7 foram excluídas. O RNA foi transcrito em cDNA com uma técnica de transcriptasePCR reversa dupla. Posteriormente, foi efectuada a transcrição in vitro do cDNA para gerar cRNA marcado com biotina para posterior hibridação no GeneChip Human Exon 1.0 ST Array (Affymetrix, Santa Clara, EUA).O ARNc hibridizado foi corado com estreptavidina-ficoeritrina e os chips de microarray foram digitalizados utilizando um scanner GeneArray (Affymetrix; Santa Clara, EUA) no comprimento de onda de excitação de 488 nm - Os dados do microarray foram descritos de acordo com as diretrizes da Minimum Information About a Microarray Experiment (MIAME) e foram depositados no conjunto de dados Gene Expression Omnibus (GEO) (http√www-ncbi-nlm-nih-gov/projects/geo/) como série GSE32226- Após o procedimento de normalização robusta de média multiarray (RMA), os genes foram considerados diferentemente expressos para valores de p b 0-01 de foldchanges (FC) N 1-2, a fim de captar um número significativo de genes candidatos a avaliar por RT-qPCR [19]- Foi efectuada uma análise não supervisionada dos componentes principais (PCA) utilizando Partek Genomic Suite (Partek Inc-, St-Louis, EUA)- Foram propostas quatro parcelas de PCA para confirmar o papel dos genes identificados, duas parcelas foram construídas com genes expressos de forma diferente entre quartis de respostas ao AAS e ao clopidogrel, e outras duas com cem resultados de conjuntos de genes selecionados aleatoriamente para confirmar o papel dos genes identificados- Os genes selecionados foram posteriormente analisados utilizando a ferramenta Ingenuity Path Analysis (IPA) do software Ingenuity® Systems v- 8-4 (Ingenuity Systems, Redwood City,USA)- O IPA é uma base de dados acessível através da Internet, na qual a interação entre genes e produtos de genes é armazenada com base em interações conhecidas previamente descritas- Permite a interpretação funcional em termos de processos biológicos, interações moleculares e processos de doença-

2-4- Análise da expressão diferencial do ARNm por RT-qPCR

Os genes diferencialmente expressos (GDE) de acordo com a análise dos dados do microarray foram avaliados por PCR quantitativo de transcrição reversa (RT-qPCR)- Os critérios de seleção dos genes alvo foram genes previamente associados à DCV, com diferenças significativas de expressão no primeiro quartil (Q1) de resposta ao clopidogrel ou AAS em comparação com o quarto quartil (Q4) (p b 0-01, FC ≥ 1-2); genes com diferenças significativas na expressão que estão direta ou indiretamente interligados, utilizando a Ingenuity Pathway Analysis (IPA)-A amostra de ARN foi convertida em cDNA utilizando um kit de transcrição reversa de cDNA de alta capacidade (Applied Biosystems, Foster City, EUA)- O cDNA foi amplificado utilizando 90 nM de primers específicos, 250 nM de sondas (ensaios de expressão genética TaqMan® inventariados pela Applied Biosystems) e 1× Gene

Expression Master Mix (Applied Biosystems), com os seguintes parâmetros de ciclo: 40 ciclos a 95° C durante 15 s e a 60° C durante 1 min, utilizando 7500 Real-Time PCR System (Applied Biosystems).

O conteúdo do transcrito do gene da gliceraldeído-3-fosfato desidrogenase (GAPDH) foi utilizado como referência, por apresentar a média da intensidade logarítmica do conteúdo próximo aos transcritos-alvo e um baixo coeficiente de variação entre todos os genes estudados, através da análise dos dados dos experimentos de microarray.

Os valores de quantificação de ciclos de amostra (Cq) foram determinados a partir de gráficos de fluorescência normalizada versus número de ciclos de PCR durante a amplificação exponencial pelo Sequence Detection Software v. 2.0.1 (Applied Biosystems). O valor de quantificação relativa de cada transcrito alvo foi analisado utilizando um método Cq comparativo [20].

Farmacogenómica da resistência aos medicamentos na Proteína de Resistência do Cancro da Mama (BCRP)

A proteína de resistência ao cancro da mama (BCRP) é uma proteína ligada à membrana e pertence à família das cassetes de ligação ao ATP. A BCRP é também designada por ABCG2, que está presente em muitos tecidos normais e tumores sólidos, incluindo a barreira hemato-encefálica, a placenta, o fígado, o intestino delgado, a glândula suprarrenal, os testículos e as células estaminais. A BCRP delibera a resistência a muitos agentes anticancerígenos, como o irinotecano, o topotecano, os inibidores da tirosina quinase e a mitoxantrona. O BCRP é um transportador de efluxo do tipo ATP-binding cassette (ABC) que delibera a multirresistência ao cancro da mama e desempenha também um papel importante na absorção, distribuição e eliminação de fármacos. É de importância fundamental investigar a função e o local de ligação da proteína BCRP. A BCRP contém 655 aminoácidos com um único domínio de ligação a nucleótidos (NBD) e seis domínios transmembranares (TMD). A BCRP é um meio-transportador, pelo que necessita de pelo menos dois NBD para funcionar como bomba de efluxo de fármacos. Por conseguinte, a BCRP funcional existe sob a forma de homodímeros ou homo-multimeros. A estrutura 3D da BCRP ainda não foi resolvida no Protein Data Bank. Assim, o objetivo do presente estudo é construir a estrutura 3D do BCRP para investigar a interação dos ligandos do BCRP em modelos selvagens e mutados, a fim de definir possíveis locais de ligação.

2. Métodos

A sequência de proteínas foi recuperada do UniProtKB/Swiss Prot.5 O presente estudo utilizou métodos de modelagem de homologia para construir a estrutura 3D do BCRP humano. O modelo de homologia do BCRP humano foi construído usando o MODELLER, um algoritmo computacional para avaliações estruturais de proteínas. A proteína modelo foi pesquisada através do algoritmo Delta Blast contra o banco de dados PDB, mantido pelo RCSB.7 A estrutura cristalina de alta resolução da MalK de Escherichia coli ligada ao ATP (PDB ID: 1Q12)8 e a proteína permease SAV1866 de Staphylococcus aureus (PDB ID: 2HYD)9 foram utilizadas como modelo para modelar o domínio de ligação aos nucleótidos (NBD) e os domínios transmembranares (TM), respetivamente. É obrigatório converter a sequência alvo para o formato MODELLER. O MODELLER requer a sequência no formato PIR para poder ser lida. O FASTA foi convertido para PIR utilizando o Readseq, um algoritmo desenvolvido pelo EMBL.6 A semelhança de estruturas foi efectuada utilizando o profile. Build, um comando incorporado no MODELLER.10 O resultado foi depois comparado com o resultado do Blast. O build profile.py foi utilizado para o algoritmo dinâmico local para identificar sequências homólogas em relação à sequência BCRP alvo.

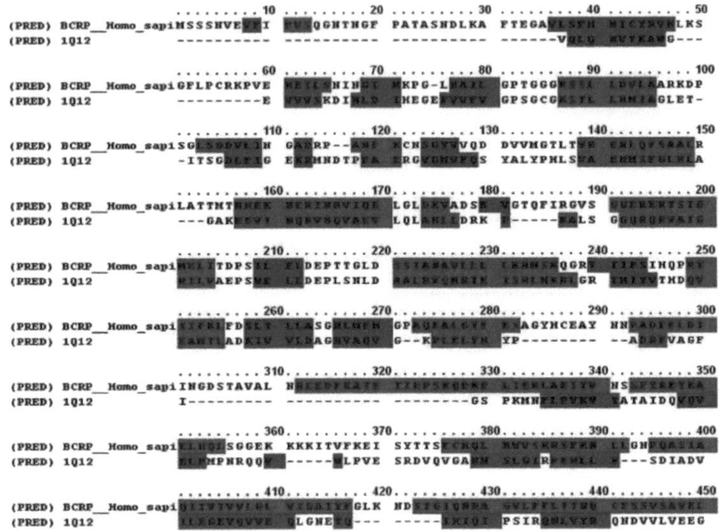

Fig. 1 – Multiple alignment between target sequence and template sequence based on secondary structure using DSSP and PSIPRED.

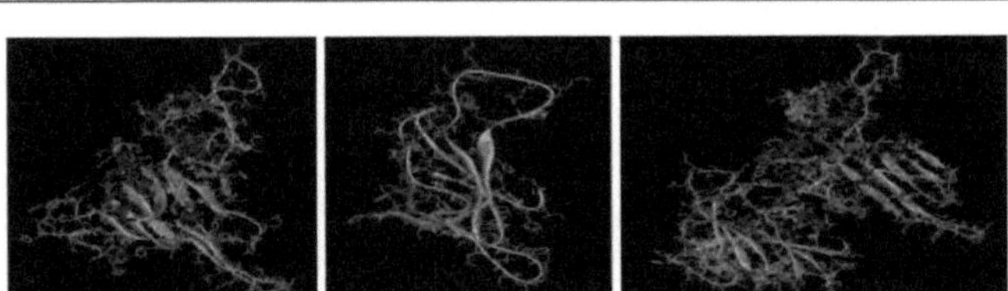

Fig. 2 – Solid ribbon view of human BCRP–NB domain and TM domain and assembled model generated by in silico modeling using MODELLER.

Farmacogenómica do clopidogrel: Próximos passos

Em 12 de março de 2010, a U.S. Food and Drug Administration (FDA) publicou um aviso de caixa negra sobre o medicamento antiplaquetário clopidogrel. Este aviso alertava os clínicos para a heterogeneidade da resposta ao clopidogrel e aconselhava a realização de testes farmacogenéticos, tendo em consideração agentes antiplaquetários alternativos nos doentes que não respondessem. Isto provocou uma forte reação por parte dos médicos, uma vez que nenhum ensaio prospetivo aleatório demonstrou que esta estratégia de tratamento melhora os resultados clínicos. Estão a decorrer ensaios clínicos que testam esta hipótese, mas ainda há várias questões por responder. Uma questão não abordada é a razão pela qual esta hipótese não foi mais explorada pelas empresas farmacêuticas envolvidas no fabrico do clopidogrel. É prática comum que os compostos farmacêuticos sejam analisados numa fase inicial em relação às enzimas do citocromo P450. Isto avalia se um fármaco é metabolizado por enzimas polimórficas do citocromo P450 (ou seja, vias que se sabe variarem acentuadamente numa população). Embora este conhecimento possa não ter estado disponível para o clopidogrel durante o seu desenvolvimento inicial, não impede que o trabalho laboratorial seja efectuado na fase IV da vigilância pós-comercialização. A Eli Lilly and Company comunicou pela primeira vez uma base genética para a resposta ao clopidogrel em 2006 e continuou a investigar este facto. No entanto, não foi feita qualquer tentativa de explorar esta descoberta por outras empresas farmacêuticas envolvidas no licenciamento ou na venda de clopidogrel. Devido a estas descobertas, um programa de biomarcadores foi incorporado nos ensaios de Fase I/II do programa de desenvolvimento de medicamentos da Lilly para o prasugrel. Os ensaios subsequentes

O estudo TRITON (TRial to Assess Improvement in Therapeutic Outcomes by Optimizing Platelet Inhibition with Prasugrel) tinha uma componente genómica que mostrava que o polimorfismo CYP2C19*2 conferia um risco aos portadores que tomavam clopidogrel mas não aos que recebiam prasugrel . Este resultado corroborou as fortes provas científicas anteriores de experiências in vivo e ex vivo que demonstravam a importância do gene e da enzima CYP2C19 no metabolismo do clopidogrel. Apesar desta descoberta, num dos maiores ensaios farmacogenéticos realizados, a mensagem de utilização de testes genéticos não fez parte da estratégia de marketing da Lilly.

No entanto, a decisão geral da FDA não é totalmente inesperada. A Iniciativa do Caminho Crítico da FDA há muito que apoia o papel da farmacogenómica no desenvolvimento de medicamentos e encara-a como um caminho para melhorar as respostas dos doentes à medicação e reduzir o custo do desenvolvimento de medicamentos. Na avaliação de novos tratamentos, a FDA utiliza ferramentas avançadas de modelização da população, como a farmacometria, que avalia o impacto da variabilidade polimórfica numa população. Numa base populacional, existe o argumento de que a individualização do tratamento não só beneficiará os doentes como também poupará dinheiro aos prestadores de cuidados de saúde. Em países como a Nova Zelândia e a Alemanha, onde o clopidogrel é genérico e barato, existe uma clara vantagem em direcionar os agentes dispendiosos para os doentes que não respondem. Com uma simulação de Monte Carlo, modelámos a relação custo-eficácia da utilização da farmacogenómica para direcionar os doentes de alto risco para o tratamento com prasugrel. Embora o nosso método não incluísse factores de risco clínicos ou testes plaquetários, a genómica, por si só, foi suficiente para selecionar subpopulações de uma forma rentável. A razão pela qual isto é importante para os prestadores de cuidados de saúde é o facto de o clopidogrel ser o segundo medicamento mais prescrito no mundo, com vendas globais superiores a 6 mil milhões de dólares. Em breve haverá uma versão genérica do Clopidogrel em muitos países, o que reduzirá substancialmente esse custo. No entanto, a substituição do Clopidogrel por um novo medicamento patenteado implicará custos contínuos, durante o período de vigência da patente. De maior interesse no nosso estudo de custo-eficácia foi o resultado de que os grupos étnicos, com uma maior frequência do alelo CYP2C19*2, foram os que mais beneficiaram de uma estratégia direcionada. Nos Estados Unidos, os afro-americanos e os asiáticos são portadores deste polimorfismo de nucleótido único (SNP) a uma taxa desproporcionadamente mais elevada do que os caucasianos. O custo do teste na nossa simulação foi calculado em 175 dólares e tem de ser efectuado uma vez na vida. Isto torna-o pouco atrativo para as indústrias que beneficiam de testes de diagnóstico repetidos.

A decisão da FDA sobre a caixa negra baseou-se numa série de ensaios clínicos e meta-análises, mas também num ensaio financiado pelo patrocinador com 40 voluntários saudáveis. Estes voluntários receberam 75 mg e 150 mg de clopidogrel num estudo cruzado, com a função plaquetária como resultado, e mostraram que se obteve um benefício marginal na escalada da dose. Embora os tratamentos antiplaquetários alternativos tenham sido recomendados no aviso, não foram mencionados agentes específicos, deixando os clínicos com orientações mínimas sobre o que fazer a seguir. Vários estudos recentes investigaram os benefícios de tratamentos alternativos para quem não responde, mas estes centraram-se na função plaquetária para orientar as estratégias de tratamento. É preocupante o facto de os estudos comparativos de resultados terem demonstrado que apenas um pequeno número de analisadores da função plaquetária prevêem efetivamente eventos.

Também faltam frequentemente definições de não resposta com estes testes funcionais. Apesar destas desvantagens, parece atrativo testar o resultado farmacodinâmico, ou seja, o que o medicamento faz ao organismo. Embora estudos recentes tenham sugerido que os testes de função plaquetária superam a genotipagem, a farmacogenómica do clopidogrel ainda não está totalmente elucidada. Pensa-se que os polimorfismos CYP2C19 conhecidos contribuem apenas com 12% a 20% da variabilidade da resposta, e parece evidente que outros genes estão envolvidos. O resultado de um estudo recente de associação do genoma mostrou que a resposta ao clopidogrel é altamente hereditária (70%). Uma vez que o CYP2C19*2 explica apenas 12% a 20% da variabilidade, é provável que outros genes ou variantes raras no gene 2C19 expliquem esta elevada hereditariedade. Há uma série de outros factores a considerar no gene CYP2C19. Em primeiro lugar, cada indivíduo é portador de 2 cópias do gene, os heterozigotos CYP2C19*2 continuam a ter 1 cópia funcional, o que significa que uma dose mais elevada de clopidogrel pode ser eficaz. Os homozigotos CYP2C19*2, com 2 alelos nulos, podem não responder a doses mais elevadas e podem necessitar de um medicamento antiplaquetário alternativo. O campo da farmacogenómica é rico em exemplos em que múltiplos genes interactivos actuam em combinação para influenciar a resposta ao medicamento. A resposta à varfarina é influenciada pelos genes VKORC1, CYP2C9, GGCX e CYP4F2.

A absorção e o metabolismo do clopidogrel são complexos e envolvem múltiplos estrangulamentos biológicos, essencialmente bombas de efluxo e enzimas que têm genes polimórficos. Os estrangulamentos biológicos são propensos a uma influência significativa de perturbações exteriores e são particularmente afectados por "múltiplos golpes". Os genes para cada passo na absorção e metabolismo do clopidogrel já foram bem caracterizados, e estão a surgir novas evidências de que o teste de outros SNP - como um SNP no gene ABCB1 - para além do CYP2C19*2 identifica mais não respondedores.

A análise da literatura sobre oncologia também é útil, uma vez que o CYP2C19 está envolvido na resposta a alguns quimioterapêuticos. A ciência aqui é mais evoluída e mostra que o gene é induzido por estados de doença inflamatória e influenciado por reguladores de genes principais. O principal regulador principal é o gene do recetor de pregnano humano, que também afecta o CYP3A4. A natureza induzível da expressão do gene 2C19 e a natureza multifatorial da ativação e agregação plaquetárias defendem a adição de testes de função plaquetária na personalização do tratamento antiplaquetário.

O contexto clínico e o momento são de importância vital para determinar o tratamento correto para os doentes. As plaquetas são activadas por vários agonistas e muitos ensaios de função plaquetária medem respostas globais, influenciadas por factores adicionais, como a trombina gerada de forma aguda, que não são influenciados pelos agentes antiplaquetários. Por conseguinte, faz sentido que testar tanto os factores genéticos como a agregação plaquetária produza mais informações do que testar apenas um deles. A reatividade plaquetária é mais elevada na altura de uma síndrome coronária aguda, o que pode explicar os benefícios a curto prazo do prasugrel em doentes com síndrome coronária aguda. Estratificar um doente para um regime de tratamento a longo prazo, quando a reatividade plaquetária está elevada durante este período agudo, não é intuitivo. Uma situação prática que vale a pena considerar é o indivíduo que já foi tratado com um potente agente antiplaquetário irreversível, ou agente eficaz com uma semi-vida longa, (ou seja, prasugrel ou inibidor da glicoproteína IIb/IIIa, respetivamente). Nesta circunstância, não é possível identificar os respondedores ao clopidogrel com testes funcionais. A genotipagem nesta circunstância é uma opção lógica. As estratégias possíveis que incorporam a farmacogenómica e a análise de plaquetas incluem a possibilidade de utilizar a análise de plaquetas no momento da alta ou após a alta para modificar o tratamento na clínica. Para além de medir a eficácia do medicamento, a análise funcional em ambulatório forneceria uma medida objetiva da adesão. A combinação de testes de genótipo e fenótipo tem sido valiosa, noutros exemplos de farmacogenómica clínica. A genotipagem da tiopurina metiltransferase, para doentes de gastroenterologia a tomar

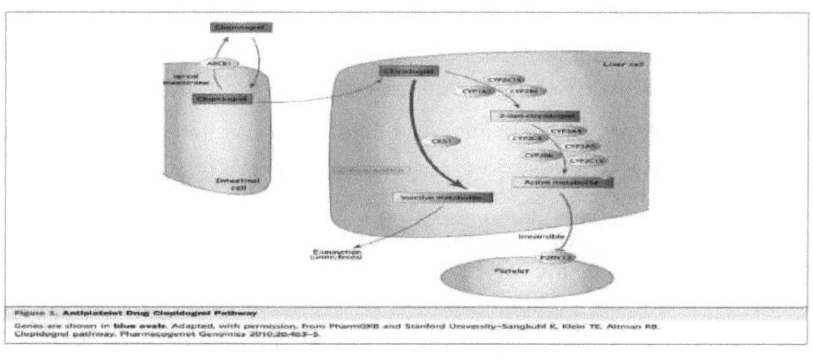

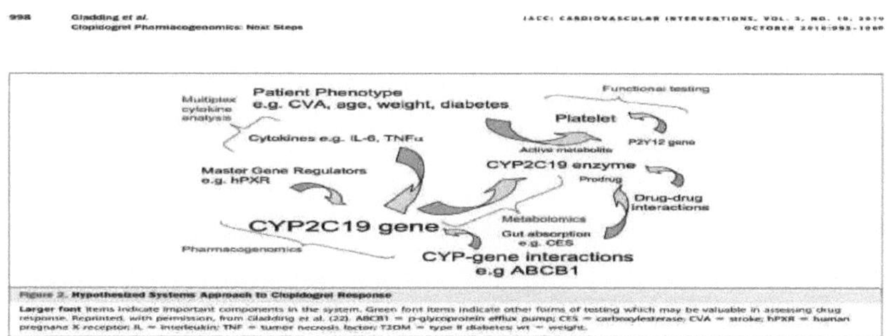

azatioprina, é um exemplo. As recomendações para este medicamento incluem a genotipagem inicial, a estratificação do tratamento e testes fenotípicos subsequentes para monitorizar a discrasia hematológica.

Os médicos estão reservados quanto à incorporação da genotipagem na prática clínica por várias razões. A falta de provas de ensaios clínicos é talvez a primeira questão, que poderá ser resolvida em breve. É extremamente necessária uma janela terapêutica para os fármacos antiplaquetários, e a demonstração precoce desse Santo Graal é aliciante. A integração de múltiplos factores envolvidos na resposta ao medicamento é também necessária. Um grupo na Alemanha já formulou um algoritmo para a não resposta farmacogenómica ao clopidogrel, embora este exija validação em coortes independentes e utilização num ensaio prospetivo. O argumento de que a complexidade limitará a aplicabilidade clínica de um algoritmo subestima o poder dos registos médicos electrónicos com ferramentas de apoio à decisão e de prescrição eletrónica. O custo, o reembolso e a disponibilidade dos testes são frequentemente apontados como preocupações; no entanto, os testes estão disponíveis através de uma série de fornecedores, tanto de grandes laboratórios como de fornecedores de plataformas de genotipagem. Embora sejam referidos custos de 400 dólares com tempos de execução de 1 semana, o custo dos testes pode ser substancialmente inferior a este valor, com tempos de execução de 2 a 8h. As plataformas de genotipagem Nanosphere Verigene e Autogenomics INFINITI são exemplos. Um último aspeto que vale a pena referir é a necessidade de abordar os incentivos financeiros e as direcções em que estes influenciam o tratamento. A medicina personalizada não é popular entre as indústrias que beneficiam de uma estratégia de negócio do tipo "tamanho para todos". No entanto, a individualização do tratamento medicamentoso não deve ser considerada diferente do dimensionamento de um stent para uma lesão estenótica, ou da escolha de um stent farmacológico com base na lesão ou no perfil do doente. Justifica-se a realização de ultra-sons intravasculares ou de tomografia de coerência ótica, mas não de genotipagem/fenótipo para o tratamento medicamentoso? Estas questões devem ser abordadas em estudos de custo-eficácia e de eficácia comparativa. A prática médica atual de oferecer todas as opções aos doentes, sem conhecimento dos seus benefícios, não é sustentável. A prática atual terá de ser substituída por um sistema de cuidados de saúde com um maior refinamento, uma utilização orientada dos recursos e a capacidade de comparar e monitorizar os resultados. Dada a complexidade e o volume crescentes da informação em medicina clínica, será necessário desenvolver ferramentas de software que utilizem a informação dos ensaios clínicos para ajudar no apoio à decisão neste novo modelo de cuidados de saúde. É provável que as simulações de ensaios clínicos e de resultados para um indivíduo se tornem cada vez mais valiosas.

Um inquérito recente publicado na revista Nature Reviews: Drug Discovery, indicou que entre 40% e 80% de todos os compostos farmacêuticos em fase inicial têm programas de biomarcadores a decorrer paralelamente ao desenvolvimento do medicamento, que servem para adaptar a resposta ao medicamento. Muitos medicamentos oncológicos estão agora disponíveis com diagnósticos complementares, que permitem aos médicos direcionar o tratamento. À medida que entramos na era da medicina personalizada, é provável que mais medicamentos entrem no sector cardiovascular com diagnósticos complementares, também conhecidos como teranósticos. A personalização em massa entrou em muitos aspectos das nossas vidas e provou ser um meio eficaz de minimizar os custos e o desperdício. Os médicos terão de estar preparados para esta mudança na prática, que já não está ao virar da esquina - já cá está.

Referência:

---

1)https√ghr.nlm.nih.gov/primer/genomicr esearch/pharmacogenomics

2)https√en.m.wikipedia.org/wiki/Pharmac ogenomics

3)The Pharmacogenomics Journal (2006) 6,16-21 &2006

3)https√www.ncbi.nlm.nih.gov/pmc/articl es/PMC2792612/

4)Farmacogenómica da terapia anti-plaquetária centrada nas células do sangue periférico de doentes com doença arterial coronária ... Elesvier journal

5) Farmacogenómica da resistência aos medicamentos na proteína de resistência do cancro da mama (BCRP)

e as suas variantes mutantes -EIesvierjournaI

6)https√/www.genome.gov/pages/researchc
h/intramuraIresearch/dircaIendar/ctga2016/
ctga2016_Iec11.pdf

7)https√/www.researchgate.net/pubIicatio
n/242722745_lntroduction_To_Pharmacoge
nomics

8)http√/www.ich.org/fiIeadmin/PubIi^We
b_Site/Training/GCG_-
_Endorsed_Training_Events/APEC_LSIF_FDA
_preIim_workshop_BangkokThaiIand_Mar_
08/Day_5/Pharmacogenomics.pdf

9)https√/jbuon.com/pdfs/03.pdf

10)https√/farmacomedia.fiIes.wordpress.c
om/2010/04/pharmacogenomics-2nd- edition-
tyndaIe-meyer-and-kaIow.pdf

11)https√farmacomedia.files.wordpress.com/2010/04/pharmacogenomics-2nd- edition-tyndale-meyer-and-kalow.pdf

12)Abordagem da qualidade pela conceção (QbD) da farmacogenómica na conceção de medicamentos e no desenvolvimento de formulações para otimização dos sistemas de administração de medicamentos -Elesvier journal

13)https://www.ncbi.nlm.nih.gov/pmc/articles/PMC4711261/

14)http://mayoresearch.mayo.edu/center- for-individualized-medicine/drug-gene- testing.asp

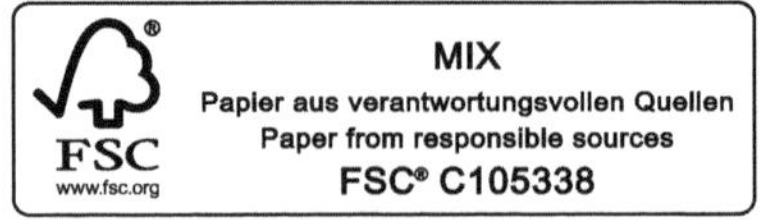

Printed by Books on Demand GmbH, Norderstedt / Germany